KB098085

역사 속의 질병, 사회 속의 질병

역사 속의
질병,
사회 속의
질병

서울대학교병원 의학역사문화원

편저

솔빛길

전염병은 인류를 가장 고통스럽게 한 원인 중 하나이며 유구한 세월 동안 인류의 '적(敵)'이었지만 역사적 동료이기도 했다. 눈부신 의학의 발전 덕택에 인류는 몇몇 전염병을 완전히 격퇴할 수 있었다. 하지만 여전히 새롭게 창궐하고 다루기 어려운 전염병도 있다. 전염병과 인간의 관계는 이토록 단순치 않다. 눈에 보이지 않는 병마와 싸우면서 인간 사회는 많은 변동을 겪어야 했다. 한 사회가 전염병을 어떻게 이해하고 다루는지에 따라 그 사회의 성격과 권력관계를 적나라하게 드러나기도 한다. 한 사회의 전염병 대응 수준은 그 사회의 수준을 말해준다.

본 책은 지난 2014년 서울대학교병원 의학역사문화원에서 개최된 제8회 병원사 심포지엄 〈역사 속의 질병, 사회 속의 질병〉에서 다룬 내용을 엮은 것이다. 전염병을 주제로 한 심포지엄이 이루어진 데에는 미국발(發) 에볼라 유행 소식이 크게 작용하였다. 올해는 메르스 유행으로 한국 사회가 심한 홍역을 치러야 했다. 이 책을 통해 역사 속에서 인류가 어떻게 전염병에 대처해 왔는지를 조금이나마 이해될 수 있다면, 오늘날의 전염병 위기에 대해서도 슬기롭게 대처할 수 있을 것이다. 성숙한 사회와 의료가 나아가야 할 바를 짚어낼 수 있을 것이다.

조승열 성균관대학교 명예교수의 「인간과 감염−생태계의 역사」는 본 책의 주제에 가깝다. 이 글에서는 역사가 단지 인간의 역사만이 아닌 인간과 병원체가 공생하는 거대한 생태계의 역사임을 기생충학자의 관점에서 조망하고 있다. 박흥식 서울대학교 인문대학 교수의 「중세 말기 이탈리아 도시들의 흑사병 대응」은 흑사병에 대해 유럽 도시 사회가 어떻게 구조적으로 대응했는지를 다루고 있다. 최규진 인하대학교 의과대학 강사는 「조선총독부의 종두 정책」에서 종두술이 식민지 통치에 있어 더할 나위 없이 중요한 통치술이었으나 조선과 대만의 통치 체제 차이가 종두술의 차이를 가져왔음을 보여주고 있다. 서울대학교병원 의학역사문화원 연구교수는 「일제 강점기 성병에 대한 의료적 실천」에서 일제 강점기 성병 대응의 다양한 양상을 다루고 있다. 이병관 한양대학교 언론정보대학 교수는 「감염병 공중 보건 위기, 위험 지각 그리고 미디어」에서 감염병 위기에 대해 보건 커뮤니케이션 관점에서 어떻게 접근해야 하는지 다루고 있다. 김기홍 포항공과대학교 인문사회학부 교수는 「질병의 자기준거성에 대하여」에서 광우병이란 신종 '전염병' 에 대해 과학자, 의학자, 일반인 들이 어떻게 인식했는지, 어떤 문제로 프레임화했는지를 살펴보고 있다. 본 책을 통해 전염병에 대한 다양한 학제적 접근의 흥미로움을 독자들이 향유할 수 있기를 바란다.

2015년 12월 23일
서울대학교병원 의학역사문화원

| 차례 |

chapter 01

인간과 감염

조승열

인간과 감염

― 생태계의 역사

조승열 (성균관대학교 명예교수)

❶ | 서론

필자는 기생충학을 전공한 사람으로서, 상위 개념인 인간과 감염 그리고 그 생태계의 역사 전체를 조망하는 일은 쉬운 일이 아니었으나, 윌리엄 맥닐의 저서 『전염병과 인류의 역사(Plagues and Peoples)』를 접하고 그 내용을 독자들에게 알리는 것이 중요하다고 생각하였다. 맥닐은 인문학을 전공하는 사람에게는 생소할 수밖에 없을 의학과 과학적 지식을 거의 완벽하게 소화하고, 40년 전 이러한 저서를 완성하는 탁월함을 보여주었다. 본 저서는 인간과 미생물 간의 관계, 생태계의 역사를 '인간의 역사'에 결합시키면서 역사와 과학 양자를 새로운 시각으로 통찰할 수 있게 한다. 생태계의 역사를 '인간의 역사'에 결합시키려면 미생물학(세균학, 진균학, 바이러스학, 기생충학, 면역학, 매개체생물학 등)의 중요한 개념과 과학적 지식을 바탕으로 전염병을 이해하여야 하고, 다시 그 지식을 바탕으로 인류의 역사적 사건이나 흐름을 판단하는 작업을 하여야 한다. 역사 시대 이전은 물론 기록이 있는 역사 시대에도 인류는 눈에 보이지 않는 미생물의 존재를 알 수 없었다. 미생물의 존재를 이해하게 된 새로운 시대에 역사적 사건을 과학적 관점으로 판단하는 것은 역사학적으로도 중요하다.

　병원성 미생물을 포함하는 생태계 속에서 인간이 차지하는 위치를 객관적으로 판단하는 자료로 맥닐은 인구 수의 변화를 주목하였다. 현생 인류가 수렵-채집 생활을 하면서 사냥 기술을 포함한 기술 개발로 먹이가 될 만한 대형 동물을 거의 멸종시킨 이후 현생 인류는 농업-목축혁명을 이루었다. 그 이후 문명을 만들고 역사 시대에 진입하기까지 인류의 인구 수에 대하여 인류학적 연구를 바탕으로 대략적인 경향을 추론할 수 있지만 확실한 정보는 매우 적다. 역사 시대에도 세계 전체 또는 지역별 인구에 대한 기록은 많지 않지만 인구 수를 변화시킨 역사적 사건에 대한 기록은 일부 남아 있다. 과거에는 인구 변동을 일으킨 역사적 사건의 원인은 신의 섭리, 기후 변동, 기근과 영양 결핍, 전쟁 등이라고 생각하였다. 그러나 오늘날 과학이 발전하면서 과거의 사건들의 숨은 원인을 과학적으로 규명하고 전염병의 역할을 논증할 수 있게 되었다. 인간 사회에서 일어난 일 중에서 생태학적 사건으로서의 감염이 역사 전개의 중심적인 동인이 될 수 있는 것이다.

❷ | 감염병의 개념과 인간 감염 병원체의 기원

　감염(infection, infestation)은 각종 생물 중 기생 생활을 하는 생물이 다른 숙주를 서식처로 하고 영양을 빼앗는 방식으로 살아가는 상태를 말한다. 감염을 뜻하는 단어 중 infection은 기생 생활을 하는 생물체가 숙주에 감염된 상태 일반을 의미하며, infestation은 외부기생충이나 숙주 안에서 분열증식하지 않는 연충 등에 의해 숙주가 감염되었음을 의미한다. 감염병(infectious diseases)은 기생 생활을 하는 미생물 또는 기생충 때문에 숙주에서 발생한 각종 병적 상태이다. 전염병(contagious diseases)은 감염병 중 특히 전파력(transmissibility)이 높아서 많은 개체가 감염된 후 병적 상태에 빠지거나 사망하는 종류의 질병을 지칭한다. 감염병 전부가 전염병인 것은 아니며, 그중 일부가 심한 전염병이 되는 것이다.

병원성 생물체는 숙주에 감염을 일으키지만 또 한편으로는 자신이 생존하고 멸종되지 않으려면 숙주를 멸종시켜서는 안 된다. 따라서 병원성 미생물이나 기생충은 독성(virulence)이 적당한 수준이 되도록 진화한다. 기생연충(parasitic helminths)의 경우에는 숙주 집단에 기생하는 충체 수를 숙주 개체별로 다양하게 만들어서 감염 충체 수가 과다하여 숙주가 사망하지 않도록 조절한다. 미생물 등 병원체는 숙주가 진화시켜온 면역 반응에서 살아남지 못하면 멸종당한다. 그러므로 현재 생존하여 기생을 하는 병원체들은 모두 숙주 면역을 회피하는 기전을 진화시킴으로써 살아남았다고 볼 수 있다.

현대 감염학에서는 병원성 미생물이나 기생충이 숙주의 세포 또는 조직에 존재하는 단백질 수용체(recepter)를 통해 침입하고, 숙주와 미생물 사이에 어느 정도의 특이성(specificity)을 같이 가진다고 알려져 있다. 즉, 병원체는 아무 숙주나 감염시키지 않으며 병원체가 기생하는 부위 또한 일정하다. 병원체가 독성을 일으키는 방법과 요인 그리고 숙주 수용체에 관한 지식은 앞으로도 계속 연구해야 한다.

인간에게 감염을 일으키는 병원체는 어느 날 갑자기 인간을 감염시키는 능력을 가진 것은 아니다. 사람의 병원체는 모두 다른 동물에게 감염을 일으키던 병원체가 진화하여 인간을 감염시켰다. 아프리카 열대우림(tropical rain forest)에 살던 현생 인류의 조상은 열대우림에 서식하는 다양한 생물 중 하나로 살았을 것으로 추정된다. 그리고 열대우림의 생태학적 특성에 따라 개체 수가 많지는 않았을 것으로 여겨진다. 현생 인류의 조상이었던 유인원은 이 시절에 열대우림에 서식하는 다른 유인원의 말라리아 원충에 노출되었을 것이다. 현재 사람에게 말라리아를 일으키는 열원충(Plasmodium) 5종은 모두 고릴라를 포함한 영장류에서 기원한 것으로 판단하고 있다. 뎅기 바이러스나 황열 바이러스도 아프리카 열대우림의 영장류와 공유하는 병원체이다.

약 4백만 년 전 인류는 열대우림의 나무에서 내려와 아프리카 사바나 초원 지역에서 보행하며 살게 되었다. 이때 수면병을 일으키는 파

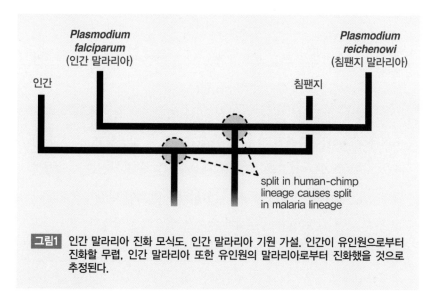

그림1 인간 말라리아 진화 모식도. 인간 말라리아 기원 가설. 인간이 유인원으로부터 진화할 무렵, 인간 말라리아 또한 유인원의 말라리아로부터 진화했을 것으로 추정된다.

동편모충에 노출되었던 것으로 보인다. 그리고 약 4~5만 년 전부터 아프리카 사바나에서 벗어나 전 세계로 이주하면서 인간은 사냥 기술을 개발하고 옷과 불 등을 통해 새로운 환경에 적응하기 시작하였다. 인간이 전 세계에서 수렵-채집 생활을 영위하자 온대와 한대 각 지역의 대형 동물은 빠른 속도로 멸종당했다. 대형 동물 멸종으로 인하여 식품 공급이 어려웠던 약 1만 년 전부터 인간은 식물 재배 기술을 개발하여 농업을 시작하고 식품을 대량으로 생산하였다. 또한 사육할 수 있는 동물을 목축하고 육류와 유즙을 먹으면서 동물성 단백질을 섭취하였다. 농업과 목축의 발전으로 안정적으로 식품을 확보하면서 인구가 급격하게 증가하였고 메소포타미아를 시작으로 세계 각지에 문명이 발전하기 시작하였다. 도시, 문자, 대규모 전쟁은 모두 문명이 성립한 이후 나타났다.

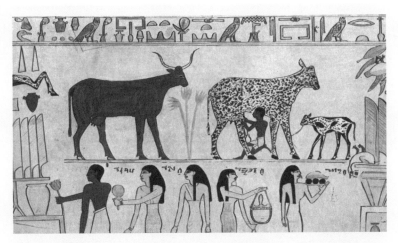

그림2 이집트 목축 생활 벽화. 농업과 목축의 발전은 새로운 식생활과 문명, 새로운 질병을 가져왔다.

인구가 증가한다는 것은 병원체 입장에서 감수성이 있는 숙주가 대량으로 늘어남을 의미한다. 인구의 증가는 감염병이 전파되기 위해 필수적인 생태학적 기반이다. 농업과 목축의 시대에 접어들면서 새로운 병원체들이 출현하였는데, 주로 인간이 기르던 동물로부터 유래하여 인간의 감염병 원인이 되었다. 예를 들면 천연두(smallpox)는 소의 우두(vaccinia), 홍역(measles)은 소의 우역(牛疫, rinderpest)이나 개의 디스템퍼(distemper) 등에서 기원하였다. 홍역 바이러스는 혈청학적으로나 분자생물학적으로 우역과 디스템퍼와 유사성이 있어 각각 소나 개의 병원체가 진화한 것으로 보인다. 사람에 기생하는 회충 또한 돼지 회충에서 진화하였을 것으로 여겨지는데, 이들 회충이 형태학적으로 구별되지 않기 때문이다. 기원전 5500년 티그리스 유프라테스 강변에 처음으로 도시가 수립되고 목축이 시작되었다. 이때 동물의 전염병이 종간 장벽을 넘어 진화할 수 있는 좋은 조건이 형성되었을 것이다. 도시와 문명사회가 건설되면서 문헌에도 역병 기록이 남기 시작했으며, 성경에서 보듯이 '신의 질병'으로 여겨진 대규모 유행병들이 창궐하기 시작하였다. 홍역, 천연두, 티푸스, 이질 등이 인간 사회에 유행하기 시작한 것은 이 시점이다. 이와 같이 가축의 병원체가 진화하여 인간 병원체가 되었을 것으로 여겨지는 종은 수십 종이 넘는다.

미생물학 교과서나 기생충학 교과서에 기록되어 있듯, 야생 동물의

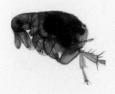

그림3 페스트에 감염된 쥐벼룩. 선 페스트균은 벼룩의 소화기관에 있다가 벼룩이 쥐 피부에 상처를 낼 때 상처 안으로 들어가 쥐를 감염시키는 것으로 알려져 있다.

병원체도 인간 감염 병원체의 중요한 근원이며 그 종류도 매우 많다. 야생 동물 가운데 사람과 가까이 사는 설치류가 병원체의 중요한 근원이 된다. 역사적으로 중요한 전염병이었고 지금도 간헐적으로 야생 설치류에서 발생하는 페스트(plague)는 벼룩이 그 원인균(Yersinia pestis)을 매개한다. 신증후출혈열(hemorrhagic fever with renal syndrome)을 일으키는 한타 바이러스를 비롯한 분야 바이러스과(Buyaviridae) 또한 야생 설치류와 사람이 함께 감염된다. 야생 동물에서 병원체가 유래하여 인체 감염을 일으키는 예는 오늘날 더욱 기하급수적으로 늘어나고 있다. 비전형호흡기증후군(SARS: Severe Acute Respiratory Syndrome)은 박쥐의 코로나 바이러스, 근래에 한국 사회를 뒤흔든 중동호흡기증후군(MERS: Middle East Respiratory Syndrome)은 단봉 낙타의 코로나 바이러스, 조류 인프루엔자는 야생 조류와 돼지 병원체가 큰 유행병을 일으킨 예이다. 최근 서아프리카에서 다시 유행하는 에볼라 바이러스도 야생 원숭이에서 유래하였다.

❸ │ 인간 감염 병원체의 지역적 분포

인간 감염 병원체는 대부분 분포 지역에 제한이 없으나 열대질환이라고 부르는 감염은 지역적으로 분포가 제한된다. 이런 범주에 해당하는 감염은 대부분 매개체(媒介體, vector, 곤충 또는 패류)가 전파하는 감염이다. 역사적으로 열대질환은 인간의 활동과 거주 지역을 제한한다.

서아프리카에는 열대우림과 사하라 사막 남쪽 사헬 지역이 포괄되어 있는데, 이 지역에는 열대열 말라리아, 황열, 뎅기열, 주혈흡충증,

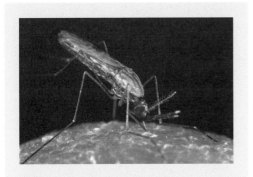

그림4 감비아얼룩날개모기. 열대열 말라리아의 매개체로 여겨지고 있다.

회선사상충증 등 각종 열대질환이 고도로 유행한다. 지역 주민들이 화전식 농법을 행하면서 열대 말라리아의 매개체인 감비아얼룩날개모기(Anopheles gambiae)에게 서식처를 넓게 제공하였고 그 결과 이 지역에서는 모기가 번성하여 열대열 말라리아가 극도로 오랫동안 유행하였다. 이 지역에서는 인간의 유전자 변이가 일어날 정도로 열대열 말라리아가 유행하였다. 오늘날 단일 뉴클레오타이드 변이(SNP: single nucleotide polymorphism)라고 부르는 유전자 변이는 겸상적혈구를 만드는 혈색소 변이(hemoglobin S)에서 유래한 개념이다. 이 변이를 통하여 지역 주민은 유행지에서 열대열 말라리아에 감염되어도 살아남을 가능성을 높였다.

19세기 초까지 서아프리카 지역은 백인의 무덤(whiteman's grave)이라고 불렸다. 이 지역의 내륙으로 진입한 백인은 열대열 말라리아, 황열, 뎅기열로 25% 이상이 사망하였다. 아프리카가 서구 열강의 식민지로 전락한 것은 19세기 후반기인데 이는 백인들이 키니네로 열대열 말라리아를 극복한 이후 일어난 일이다. 동아프리카의 광대한 사바나 지역은 수면병 유행이 심한 지역으로서, 특히 수면병을 매개하는 체체파리가 남회귀선과 북회귀선 사이 위도 내에 서식하고 있다. 이 지역은 파동편모충을 옮기는 체체파리 때문에 야생 동물, 가축, 사람이 수면병에 쉽게 걸리는, 살기 어려운 환경이다. 현생 인류의 조상은 동아프리카 사바나 지역에서 전 세계로 이주함으로써 극심한 수면병으로부터 벗어날 수 있었다.

인도 아대륙도 열대우림이 분포하는 지역으로서 말라리아, 콜레라, 흑열병(kala-azar, 칼라아자르) 등 열대질환이 극도로 유행하는 지역이다. 역사적으로 북서부에서 인도 아대륙을 침입한 외부 세력들은 무덥고 질병이 가득한 지역을 넘어 인도 아대륙 전체를 장악할 수 없었다. 윌리엄 맥닐은 이러한 인도의 지형적 조건 때문에 기원전 13세기에 인도로 침입한 아리안 족은 힌두교나 불교를 창시하고 각 지역의 소규모 원주민 집단을 카스트 제도로 나누어 각각 먹고사는 것을 보장하는 한편, 지도층인 브라만 계급은 고행하도록 가르치고 조세를 적게 하여 지역민과 상생하는 방법을 모색하는 문화를 만들었다고 서술하고 있다.

중국의 양자강 유역은 수량이 풍부하고 충적토가 광대한 지역에 쌓이는 땅이어서 벼농사에 최적이었지만 패류를 매개체로 하는 주혈흡충증이 고도로 유행하였다. 이 지역은 말라리아와 주혈흡충증(schistosomiasis), 뎅기열이 고도로 유행하였고, 20세기 중반까지도 인구가 줄어 폐촌(廢村)이 되는 일이 많았다. 중국의 중심 세력이었던 황하 유역의 주민이 양자강 이남으로 진출하는 데 오랜 기간이 걸린 것은 주혈흡충증과 열대열 말라리아 유행 때문인 것으로 추정하고 있다. 월남의 독립도 열대열 말라리아와 관련이 있다는 시각이 있다. 중국 황제가 파견한 중국인 관리들이 얼마 살지 못하고 계속 죽었기 때문이었다. 13세기 세계 최강의 몽골군이 월남과 중국 운남성, 인도 전선에서 패전한 것도 열대 지방 풍토병과 관련짓기도 한다.

지구의 온대 지방이나 한대 지방 그리고 서반구(중남미 열대우림 포함)는 유라시아나 아프리카의 열대우림에 비하여 병원체의 다양성이나 독성(virulence)의 측면에서 정도가 덜하였다. 기원 전후 세계 3대 문명의 하나를 이룬 지중해 문명에서도 말라리아가 지역적으로 발생하였지만 심하지 않았다. 그리고 약 1만 2000년 전에 서반구로 이주하고 급속히 서반구 전체로 진출하여 거주하게 된 아메리칸 인디언은 곧 유라시아 대륙과 단절되면서 구대륙에서 계속 진화하는 병원체와 접촉할 기회가 사라졌다.

❹ | 야생 설치류와의 접촉

역사적으로 야생 동물과의 접촉으로 전염병이 크게 유행하고 인구 수에 영향을 준 사건은 1346년 크리미아 반도에서 시작한 서유럽의 페스트 대유행이다. 20세기 미생물학과 역학 연구에 따르면 페스트는 쥐벼룩이 전파하는 세균이 일으키는 질병이며 세균의 보유 숙주(reservoir host)는 땅속에 굴을 파서 서식하는 마모셋과 기타 설치류이다. 페스트균(Yersinia pestis)을 보유하는 설치류와 접촉하면 설치류의 외부기생충인 벼룩이 사람을 물어 세균을 감염시키고 림프절 페스트(bubonic plague)를 일으킨다. 설치류에서 유행하는 페스트는 지금도 유라시아, 서반구, 아프리카 등 전 세계 각지에서 초점성으로 분포하며 이를 야생 흑사병(sylvatic plague)라고 한다. 인도 동북부 지역을 근원으로 하는 페스트는 아마도 그 지역에서 전쟁을 벌인 몽고군과 함께 중국으로 전파되고 다시 실크로드를 따라 14세기에 흑해 연안에 도달한 것으로 추정하고 있다. 유럽 페스트의 유행으로 많은 사람이 죽으면서 당시 유럽 경제를 지탱하던 장원 제도가 붕괴되고 유럽은 새로운 시대로 전환하게 된다. 유럽 대유행에 전후하여 페스트는 중국에서도 크게 유행하였고, 많은 사람이 죽어 인구가 약 1억 명에서 6,000만 명으로 줄었다. 원나라 왕조가 명나라 군에게 밀려 몽고의 사막으로 후퇴한 것도 페스트 유행과 관련이 있다고 주장하기도 한다.

페스트 대유행을 경험한 당대의 유럽인은 미흡하나마 페스트의 전파 방식을 알게 되었으며 지중해 해상 교역과 연관된다는 것을 알게 되었다. 그 이후 질병의 원인을 알지는 못했지만 검역(quarantine: 배를 항구에 40일간 정박시킨 후 상륙을 허가하는 제도)을 시행하여 유행을 어느 정도 차단할 수 있었지만 18세기까지 유럽 대도시 등에서 유행하였다. 페스트의 원인이 밝혀진 것은 20세기 초 페스트 연구를 통해서이다.

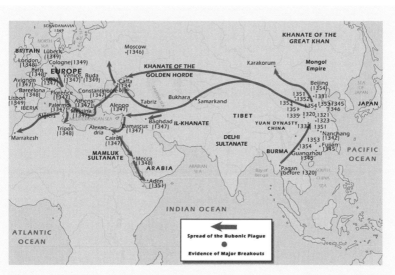

그림5 흑사병 전파 지도(출처: http://chssp.ucdavis.edu/programs/historyblueprint/maps/medieval−map#blackdeathanch)

❺ | 면역의 획득과 질병 공동체의 형성

인간은 동물의 후손이며, 침입한 병원체에 대한 동물의 대응 방식을 답습하고 있다. 일단 병원체가 감염되면 인간은 항체 생산이나 세포 면역 체계를 작동한다. 바이러스나 세균이 감염되었을 때 특이 항체가 이미 형성되어 있으면 그 항체로 병원체를 제거할 수 있다. 원충이나 연충에 감염된 경우에는 항체만으로 제거하기 어렵다.

숙주에 바이러스 병원체가 처음으로 침입할 때 항체가 어떠한 작용을 하는지에 관해 오스트레일리아 토끼와 폴리믹소 바이러스의 사례만큼 명백하게 보인 예는 없다. 1850년경에 오스트레일리아 이주민이 도입한 토끼는 천적이 없는 상황에서 3억 마리 수준으로 번창하여 목초지를 파괴하였다. 골치를 앓던 양 목축업자들은 1950년 브라질 토끼에 감염되는 폴리믹소 바이러스를 도입하여 유행시켰다. 다음 해 오스트레일리아의 감염 토끼는 99%가 죽었고, 그다음 해에는 90%, 그 이후에는 사망률이 점차 낮아져, 20년이 지나서는 사망률이 20% 내외가 되었다. 야생 토끼의 전체 수는 약 6000만 마리 수준으로 줄어 안정화되었다. 폴리믹소 바이러스 유행 초기의 감염 토끼 대량 폐사 현상은 대유행(epidemic)에 해당하고 그 이후 안정화된 상황은 풍토병적 유행(endemic)에 해당하는 현상이다. 인간을 처음으로 접촉하여 일어난 바이러스 감염은 치사율이 매우 높은 대유행을 일으키며 유행이 계속되면 항체를 갖는 성인의 수가 늘어나며, 인구 중 어린이만 아직 항체를 보유하지 않는 감수성이 있는 집단으로 남아 감염된다. 이런 풍토병적 유행을 '소아병'이라고 한다. 현재 유라시아 대륙의 홍역이 대표적인 소아병이다. 홍역의 경우 감수성이 있는 인구가 일정 수준 이상으로 유지되어야 홍역 바이러스가 계속 전파될 수 있으며 그렇게 되려면 집단의 인구가 최소 30만 명이 되어야 한다고 한다.

오스트레일리아 토끼에서 일어난 일과 가장 유사한 역사적 사건이 아메리칸 인디언 사회에서 16세기에 일어났다. 16세기 멕시코 지역 아즈텍 문명과 페루의 잉카 문명의 인구는 약 1억 명으로 추산되었으나 수백 명에 불과한 스페인 군인에게 패퇴한 원인은 스페인 군의 말과 총만으로는 설명이 불가능하다. 천연두가 유행하고 뒤이어 홍역이 휩쓸고 지나면서 아메리칸 인디언은 거의 전멸하였고, 동시에 제국을 이루었던 문명은 사라졌다. 20세기까지 아메리카 대륙 오지에 소집단으로 고립되어 살던 인디언들은 유럽인과 접촉하면 거의 예외 없이 전멸하였다. 뒤돌아보면 이러한 참변은 아메리카 대륙에 거주하던 인디언이 유라시아 대륙과 고립된 이후 유라시아 대륙에서 유행하던 병원성 바이러스에 대한 항체를 전혀 갖지 못하였기 때문에 일어난 일이었다.

유라시아 대륙의 각 나라에서 천연두와 홍역과 같이 독성과 전파력이 강한 질환이 처음 유행할 당시의 상황도 아메리칸 인디언과 비슷한 운명에 처했을 것으로 추정한다. 과거 지중해 문명의 의학서의 질병이 현대적 질병 분류 체계에 따르면 어떤 질병이었는지 알 수 없어 확실하게 말할 수는 없지만, 아마도 기원후 3세기에 천연두와 홍역이 로마제국을 결정적으로 뒤흔들어 기독교를 국교로 선언하게 하였고 결국 멸망하게 하였다고 추정하고 있다. 동로마제국은 6세기에 유행한 페스트에 의하여 존립을 위협받은 것으로 판단할 수 있다고 한다.

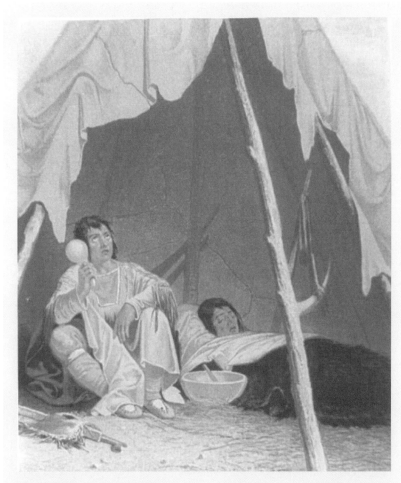

그림6 병에 걸린 아메리칸 인디언을 토속 치료자가 치료하고 있다(1857). 아메리카 대륙 토착민의 급격한 인구 감소에는 천연두와 같은 질병이 원인이 되었을 것으로 여겨지고 있다.

❻ | 교역과 전염병, 산업혁명과 위생

　문명 간 교역은 새롭게 전염병이 창궐할 수 있는 조건이 되었다. 2000년 전 문명의 동부 끝 중국 문명과 서부 끝 로마 문명이 실크로드 교역으로 연결될 즈음 전염병이 창궐했다는 기록을 어렵지 않게 찾아 볼 수 있다. 서기 160년경 로마 인구 25%가 천연두로 추정되는 질병으로 고통을 받았고, 이 질병은 그리스도교가 로마의 지배 종교로 자리잡는 데에 기여하였다. 일본에서는 불교 전파와 더불어 천연두, 멈프스 등이 들어왔으며, 십자군 전쟁 또한 질병을 전파하는 견인차가 되었다. 이러한 지속적인 질병 전파를 통해 서기 11세기 무렵에는 유라시아 대륙의 문명권은 대체로 질병 생태계의 균형을 이루었을 것으로 보인다.

　콜럼버스의 발견으로 구대륙과 신대륙이 만나면서 신대륙은 과거에 경험하지 못했던 질병인, 천연두, 홍역, 인플루엔자, 말라리아, 황열병 등을 스페인 병사들로부터 경험하고 인구가 거의 몰살되는 참변을 겪었다. 홍역이나 천연두는 인간들 사이에서 직접 전파가 이루어지므로 빠르게 전파되었지만, 말라리아나 황열병은 홍역과 달리 신대륙의 매개 동물에 적응하는 데에 시간이 걸렸다. 황열병은 17세기 중반 노예 교역을 통해 아프리카 대륙에서 쿠바 일대에 옮겨 자리잡게 된다. 반대로 콜럼버스 발견 이후 구대륙에서 창궐했던 매독의 경우 신대륙에서 건너온 것이라는 해석이 아직 논란이 있으나 지배적이다.

　18세기 후반기에 서유럽에서 시작한 산업혁명은 그 자체가 인간의 생태계를 뒤흔든 큰 사건이었다. 공장의 노동력은 농촌에서 이주한 농민에 의존하였으며 이들 이주 노동자들은 19세기 대도시의 나쁜 주거

환경에서 조밀하게 거주하였다. 이런 조건은 결핵을 크게 유행하게 하였다. 19세기 초 결핵 환자를 치료하는 시설로 유럽에서는 정부와 종교 단체를 중심으로 병원을 세워 운영하기 시작하였고 병원은 많은 환자를 진료하면서 현대적인 임상 의학이 발전하는 요람이 되었다.

해상 운송의 발전으로 교역이 전 세계적으로 발달하면서 19세기 초 인도에서 유래한 콜레라가 세계적으로 유행(pandemic)하고 세계 각지에서 수많은 사람이 사망하였다. 1852년 이후 콜레라가 인분으로 오염된 물로 전파된다는 것을 알게 되면서 현대 의학의 한 분파는 도시의 위생 설비를 갖추도록 노력하였다. 19세기 후반 이후 도시의 상수도와 변소 설비를 포함한 하수도 설비의 존재가 선진국과 후진국을 나누는 기준이 되었다. 국민 전체의 질병을 예방하는 방법으로서 위생 설비를 갖추도록 주장한 분파는 환자 개개인의 진료에 관심이 집중되는 임상 의학과 구분되는 현대 의학의 중요한 분파를 이루었다. 이 분파는 지금의 세계보건기구를 설립하는 모체가 되었다. 사회 전체의 하부 구조로서 상하수도 설비를 갖추고 대변과 음료수를 분리하면서 인간 사회는 생태학적으로 획기적으로 변화하였다.

❼ | 새로운 전염병의 위협

19세기 말 이후 20세기 중반까지 인간은 병원성 미생물과의 전쟁에서 연속하여 큰 승리를 거두었다. 병원성 미생물의 성질, 전파 방식, 면역, 백신 개발, 항생제 개발 등이 그것이다. 1960년대 이후 사람들은 20세기에 전염병의 시대는 막을 내렸다고 생각하였다.

그러나 오늘날 새로운 문화와 교류가 전염병 유행 양상을 새로이 바꾸는 계기가 될 것으로 보는 시각이 많다. 1996년 WHO의 건강 보고서는 다음과 같이 언급하고 있다. "최근까지 감염병 관리를 둘러싼 기나긴 싸움은 거의 끝난 것처럼 보였다. (……) 끝난 것과는 매우 달리, 감염병 관리를 둘러싼 싸움은 더욱 어려워지고 있다. 결핵이나 말라리아처럼 잦아든 줄 알았던 질병이 새로이 맹독화되어 반격하고 있다. 과거에는 안전해졌다고 생각한 지역에서 콜레라나 황열병이 다시 발생한다. 약품에 내성이 생겨 사실상 치료가 불가능한 세균 질환도 있다.(WHO. Fighting Disease, Fostering Development. Geneva: WHO, 1996.)" 교통의 발전으로 사람과 병원체가 이동하는 속도는 과거에 비할 바 없이 빨라졌다. 어제 아프리카 대륙의 질병이 오늘 아메리카 대륙, 전 세계의 질병이 되는 것은 더는 놀라운 일이 아니다. HIV 바이러스가 전파되는 과정이 그러하다.

교통의 발달, 대도시화, 인간 행동의 변화 때문에 과거에는 알지 못했던 전염병이 전파되고 있다. 일상화된 헌혈과 수혈, 발달된 병원 또한 병원체가 거주할 수 있는 새로운 저장고이다. 식재료 시장의 세계화 또한 병원균이 전 세계적으로 이동할 수 있게 한다. 미국 메릴랜드의 콜레라 발발은 오염된 코코넛 밀크의 수입 때문인 것으로 밝혀졌다. 네덜란드 선박으로 이동한 알팔파 씨앗이 미국과 핀란드에서 동시에 살모넬라 감염을 일으킨 것으로 밝혀지기도 했다. 세계화된 경제 체제 속에서 일상화된 노동력 이동과 도시로의 집중 또한 오래된 감염병의 발발을 높인다. SARS의 예에서 보듯이 오늘날 메가도시와 고도의 아파트는 감염병을 전파하는 새로운 위험이 되고 있다. 북미에서 새로이 유행 중인 웨스트나일스 바이러스는 아프리카에서 온 것

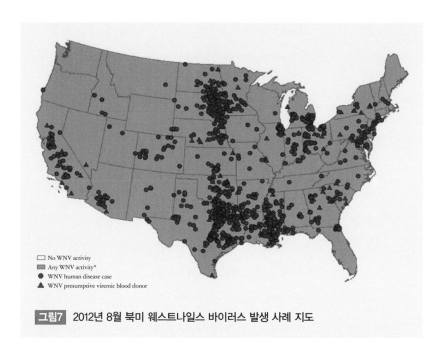

- ☐ No WNV activity
- ▨ Any WNV activity*
- ● WNV human disease case
- ▲ WNV presumptive viremic blood donor

그림7 2012년 8월 북미 웨스트나일스 바이러스 발생 사례 지도

인데 중동과 유럽에서 간헐적으로 유행하다가 1999년 비행기를 타고 온 감염된 모기를 통해 뉴욕에 상륙, 새를 감염시키고 이후 인간을 감염시켰다. 매개체가 아프리카의 기후에서 벗어나 새로이 온대 인간 생태계에 적응하고 있는 것이다. 미국의 도시와 교외를 걸쳐 형성된 인간-모기-새 생태계가 이 신생 바이러스의 새로운 서식처가 되고 있다.

수림 개발 등 생태계 변화로 서식처가 파괴되어 숙주-병원균의 균형이 무너진 사례가 계속 발견된다. 라임병은 1976년 미국 코네티컷 주 라임 마을에서 처음 발견된 질병인데 참진드기를 통해 전파된다. 사슴의 외부 기생충인 참진드기는 숲으로 진출한 인간을 물고 스피로헤타 원인균을 감염시켰다. 신종 인플루엔자 바이러스 또한 중국 남부가 발원지인데, 이 지방의 돼지를 숙주로 한 바이러스가 변이되어 인체 바이러스로 진화하고 있다. 니파 바이러스는 동남아시아 박쥐를 서식처로 했는데 1980년대 벌목과 농경지 확장이 계속되면서 야생 과일 생산량이 크게 줄자 박쥐들이 북쪽으로 이주하여 돼지 농장에 정착하고 새로운 전염병이 되었다. 이러한 사례들은 인간의 생태계 개입과 그로 인한 생태계의 변화가 신종 질병을 발생시키고 있음을 보여준다.

❽ | 앞으로의 과제

윌리엄 맥닐의 말처럼 인간은 '생태계와 생태계의 한계'로부터 달아날 수 없다. 더 빠른 생태계 파괴가 더 빠른 전염병의 출현으로 이어질 수 있다는 경고에 귀 기울여야 할 이유이다.

1992년 미국의학한림원(IOM: Institute of Medicine)은 오늘날 신종 전염병을 다음과 같이 정의했다. 기존의 전염병이 더 강하게 출현하거나, 새로이 감염병이 발견되거나 새로이 감염병이 진화된 사례들이다. 새로운 사회적 · 환경적 변화가 새로이 감염병이 전파될 수 있는 기회를 만든다. 오늘날 세계를 설명하는 변화들, 전 세계적 도시화와 가족 · 사회 구조의 변화, 인구 이동 등 인구학적 변화, 의료 환경과 테크놀로지의 발전, 세계화된 대량 생산 체계, 기후 변화, 생태계의 파괴 등 전부가 전염병 전파에 새롭게 기여하는 요소가 될 수 있다.

이에 대응하기 위해 인류가 전통적으로 취했던 전략은 백신, 항생제와 기타 화학 요법제, 그리고 위생 설비 등이다. 이들 물질과 시설을 확보하는 노력을 해야 하고 새로운 감염병에 대한 연구와 기술 개발에 투자하여야 한다. 미국에서는 1960년대부터 감염병 시대는 끝났다고 생각하는 경향이 있었지만 지금도 미국국립보건원(NIH) 소속 연구소 중 국립알레르기전염병연구소(NIAID) 예산이 국립암연구소(NCI)에 이어 두 번째를 유지하면서 계속 연구에 투자하고 있다. 이러한 연구가 미국의 세계 정책을 수행하는 데 필요하다고 판단하기 때문이다. 더 나은 백신 개발과 분배, 더 나은 치료제 개발, 더 빠른 전염병 발견 및 대응을 통해 전염병의 전파를 차단하려고 하는 것이다. 인류와 전염병 간의 싸움은 새로운 국면에 접어들고 있다.

주요참고문헌

- McNeill, William Hardy. 1977. Plagues and peoples. N.Y.: Random House.

chapter 02

중세 말기
이탈리아 도시들의
흑사병 대응

박흥식

중세 말기 이탈리아 도시들의 흑사병 대응[*]

박흥식(서울대학교 인문대학 교수)

❶ 들어가며

　서양의 역사에서 'Pandemic'이라 불리는 '세계적인' 규모의 페스트 (흑사병)가 유행한 시기는 통상 세 차례 정도를 꼽을 수 있다. 이 가운데 14세기 중엽에 발생한 두 번째 대유행은 가장 큰 피해를 초래했을 뿐 아니라, 여전히 여러 측면에서 논란이 되고 있다. 확인된 최초의 페스 트는 541년 유스티니아누스 황제 시기에 발생했는데, 프로코피우스 (Procopius)가 비교적 상세히 기록했다.[1] 그에 따르면 당시 발병한 역병 의 증상들은 19세기 말 발병했던 '페스트'와 매우 유사하다. 이 '유스 티니아누스 역병'은 이집트에서 기원하여 542년에는 제국의 수도 콘 스탄티노플에 큰 피해를 주었고, 이 대도시 인구의 40~50%에 해당하

---

[*] 이 글은 2010년 필자가 발표했던 논문 「흑사병에 대한 도시들의 대응」(서양중세사연구 25호)을 보완해 발전 시킨 논문임을 밝힙니다.

[1] 프로코피우스는 환자들에게서 종기, 정신착란, 혼수상태 등의 증상이 있었다고 기록했으며, Isidor, Bede는 물론, Evagrius, 투르의 Gregorius 등도 이 역병에 대해 관찰한 것을 기록했다. 환자들로부터 가래톳에 종기가 나고, 고열 등을 앓다가 2~3일 만에 사망하는 등의 증상이 관찰되었다(Procopius, 2014).

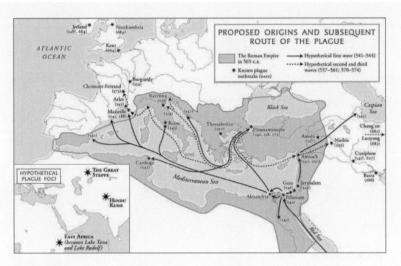

그림1 최초의 페스트 대유행 '유스티니아누스 역병'의 기원과 경로

는 20~30만 명이 사망했다. 절정기에는 하루 1만 명 정도까지 사망자가 발생했다고 전해진다.

세 번째 대유행은 1894~1924년 사이 중국 남부 지역(후난, 광둥, 홍콩)으로부터 인도, 만주 등으로 확산되며 크게 유행했다. 이 유행병으로 1910~1911년 사이 만주에서 5만 명이나 사망했고, 인도에서는 1898~1908년 사이 600만 명, 그리고 1948년까지 누적해서는 무려 1,200만 명 이상 목숨을 잃었다. 이 유행병 발병 초기에 전문적 조사 활동이 이루어져 알렉상드르 예르생이 페스트균을 발견하게 되었으며, 1898년 폴 루이 시몽은 쥐(설치류)-벼룩-병원균으로 연결되는 전파 경로를 파악했다. 그 결과는 중세의 흑사병을 설명하는 모델로도 채택되어 1908년 영국의 역사가 가스켓은 그의 책 재판에서 페스트와 중세의 흑사병이 동일한 전염병이라고 서술하기 시작했다(Gasquet

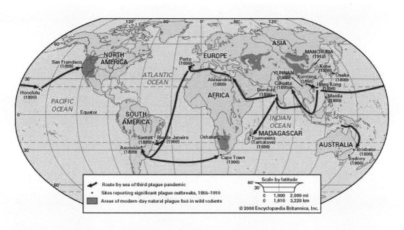

그림2 제3차 페스트 대유행(1894~1910년)의 경로

1893; Gasquet 1908).

　중세 말 유럽에서 흑사병이 가장 먼저 발생한 곳은 이탈리아였다. 이 전염병은 1347년 10월 시칠리아에서 시작되어 다음 해에 이탈리아 전역에 확산되었다. 당시 이 전염병이 인간에게 초래한 공포와 위협, 그리고 피해 등에 대해서는 이미 널리 알려져 있다. 그렇지만 그 전염병이 일회적인 재앙으로 그치지 않고 대략 10년 주기로 반복되었으며, 3~4세기에 걸친 긴 기간 동안 크나큰 인적·물적 피해를 초래했다는 사실은 좀처럼 강조되지 않고 있다. 후대의 흑사병은 치사율이 다소 낮아졌지만, 종종 특정 지역이나 도시에서 결코 무시할 수 없는 피해를 안겼으며, 15세기에만 해도 14세기보다 더 빈번하게 발생했다. 그 결과 인구의 안정된 구조가 붕괴되었고, 흑사병 발병 이전의 인구를 회복하는 것은 17~18세기에 들어서야 비로소 가능했다. 사정이 이러하니 이 전염병이 여러 방면에 걸쳐 구조적 변화를 재촉했음은 재론할 필요조차 없다.

한편 14~16세기 사이 이탈리아에서는 '르네상스'라고 불리는 문예부흥이 활발하게 전개되었다. 그와 같은 문예부흥을 위해서는 인적 · 물적 토대뿐만 아니라, 정치권력의 후원과 사회의 안정도 필요로 했는데 이 두 현상은 어떻게 결부되며 공존했던 것일까? 이탈리아 도시들은 과연 어떻게 그와 같이 엄청난 재앙을 수습하고, 문화적인 역량을 분출할 수 있었을까? 전염병에 대해 근대적 의학 지식과 대응 방식을 지니고 있지 못하던 당대인들은 속수무책으로 피해를 입었을 터인데, 어떻게 절망적인 상황을 극복하고 도시에서의 삶을 운용해 갈수 있었을까? 남아 있는 사료가 제한되어 있을 뿐 아니라, 그 주제는 이 글에서 다루려는 내용과 거리가 있기 때문에 여기에서 그와 같은 의문들을 직접 다룰 수는 없다. 그보다는 낯설고 파괴적인 전대미문의 전염병에 맞서 이탈리아 도시들이 어떻게 대응했으며, 그 과정에서 어떤 시행착오 혹은 발전을 얻을 수 있었는지 살펴보게 될 것이다.

당대인의 대응 방식을 살펴보기 전에 우선 기존에 정설처럼 받아들이던, 중세 말의 흑사병 연구에 대한 많은 학설들이 더 이상 이전처럼 지지를 받고 있지 못하다는 사실을 확인해둘 필요가 있다. 전통적인 연구들에서는 흑사병이 곧 페스트라고 간주할 뿐 아니라, 쥐-벼룩 가설에 기반을 두고 많은 설명을 해왔다. 하지만 1980년대 그래햄 트웍의 연구(Twigg 1984) 이래로 그 학설은 많은 도전에 직면해 설득력 있는 반론을 펴지 못해 크게 흔들리고 있다. 의학사 연구자들 사이에서는 이미 널리 알려져 있는 사실이고, 국내에 번역된 일부 흑사병 연구서들에서도 충분히 강조되고 있지만(조안 스콧 등 2005), 일반 대중은 물론 심지어 역사학계 내에서도 그 결과를 제대로 인지하고 있는 것 같지는 않다.

간략히 요약하면, 14세기 중엽 이래로 발생한 흑사병과 19세기 말에 발생한 페스트는 동일한 역병이 아니었다는 것이다. 선 페스트의 주요 특징은 서혜부 혹은 겨드랑이 등에 종기가 생기고, 고열이 동반되며, 단기간 내에 사망에 이르는 응급성 등인데, 다른 질병에서도 유사한 증상에 대한 언급이 있었으며, 당대 사료에 지역별로 증상에 대한 서술에 차이가 있었다. 동일한 전염병이었다면 2차 대유행의 치사율이 20~50% 사이였던 데 반해, 3차 대유행의 경우 1%에 불과한 이유를 설명하기 어렵다. 그리고 쥐가 중세 말의 사료에는 좀처럼 등장하지 않고 고고학적으로도 그 존재가 잘 발견되지 않는다. 흑사병은 하루 평균 1~5킬로미터 이동했는데, 인도의 페스트는 일주일에 불과 15미터를 이동했다. 쥐들이 그것을 전파했다고 보기에는 이 전염병의 전파 속도가 너무 빠르며, 새로운 지역으로 개척해 들어가는 일은 쥐들의 습생과도 일치하지 않는다. 또 쥐벼룩은 겨울에 활동하지 않지만, 이 전염병은 겨울에도 높은 치사율을 보였다.

제2차 대유행이 선 페스트가 아니라면 과연 무엇이었을까? 아직은 학자들마다 견해차가 크고, 반론이 하나로 수렴되어 있지는 않다. 가설 중에는 동물전염병인 탄저병으로부터 에볼라와 유사한 바이러스성 출혈열까지 다양한 주장이 포함되어 있으며, 심지어 우주진을 전염병으로 한 원인으로 진지하게 거론하는 학자도 있다. 그와 같은 반론들을 감안할 때, 잠정적으로 제2차 대유행은 선 페스트와 다른 치명적인 전염병(들)이 동시에 발병하여 각기 또는 상호간에 상승효과를 얻으며 확대되었다고 가정해야 할 것으로 보인다.

이처럼 중세 말에 발생한 흑사병의 성격과 원인, 전파 경로 등에 대해서 여전히 많은 의문들이 존재한다. 제한된 주제의 글임을 감안하여 여기에서는 이탈리아인들이 흑사병을 극복하기 위해 취한 조치들이나 제도적 기반들을 추적해보고, 장기적으로 대응 방식에 어떤 변화 혹은 발전이 있었는지 살펴보게 될 것이다. 중점적으로 검토할 내용은 '공중보건' 관련 기구들의 출현 및 활동이다.

당대의 대응을 살펴볼 사료는 주로 시참사회가 제정한 조례에 국한된다. 이들 조례 외에 도시정부의 대응 방식을 자세히 보여주는 공식적인 기록은 드물다. 연대기들은 그와 같은 내용에 대해 좀처럼 언급하지 않으며 과장도 적지 않다. 더군다나 많은 연대기의 서술이 흑사병으로 인해 중단되기도 했기에 도움을 얻을 수 없다.

❷ │ 이탈리아의 흑사병 확산과 초기 대응

1. 전통적 대응 방식의 답습

1347년 10월 초 시칠리아의 항구 메시나에서 흑사병이 전파되던 초기 상황을 기록한 글에 따르면 12척의 제노바 선박이 항구에 도착한 후 모든 불행이 시작되었다. 사망자가 급증하자 불안과 공포가 확산되었고, 교역과 생필품 공급도 단절될 위기가 초래되었다. 당황한 도시민들이 외부 선박과 외지인들을 축출하려 시도했으나, 이미 적기를 놓친 후였다(Horrox 1994, 35-41).

이탈리아 반도에 전염병이 상륙한 후 1348년 초 제노바, 피사, 베네치아 등지에서 또 다른 죽음의 행렬이 시작되었다. 이 역병이 중북

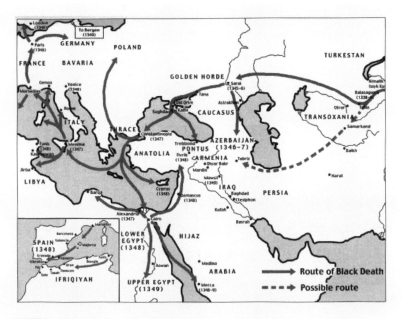

그림3 제2차 대유행의 확산과 경로(Naphy et al 2000, 33)

부의 도시들에 전파되기까지는 몇 개월의 시간이 소요되었지만 그 동안 정체도 모르는 이 역병에 대해 적절한 대응 체제를 갖출 수는 없었다. 따라서 이탈리아 도시들은 초기에 전염병에 대한 전통적인 대응 방식을 답습하며 대처했다.

당대인들은 우선적으로 종교적으로 반응했다. 성경에 나타난 역병들의 사례에서 볼 수 있듯이 흑사병은 그의 백성들의 불순종과 죄가 초래한 하느님의 분노의 결과였기에 당연히 회개에 의해서만 그 전염병을 피할 수 있었다. 중세인들도 질병에 대한 실용적인 지식을 무시하지는 않았지만, 종교적 대응보다 본질적인 것은 없다고 믿었다. 그로 인해 종교 기관들과 성직자들이 주도하는 기도와 종교 행렬을 비롯한 여러 종교적 시도들이 우선시되었다.

그와 더불어, 어느 지역에서나 발견되는 조치는 출입의 통제였다. 도시정부들은 사람들과 물품의 출입을 통제하며 역병이 도시 내로 진입하는 것을 막으려 시도했다. 제노바 시에서도 1348년 초 전염병 혐의가 있는 선박들이 허가 없이 정박하려 하자 불화살로 공격하여 쫓아냈다. 루카 시에서는 1348년 1월 카탈로니아와 로마니아 지역에서 전염병이 큰 피해를 입히고 있다는 소식을 듣고 해당 지역에서 오는 사람들의 출입을 금지했으며, 제노바나 카탈로니아 선박의 입항도 허용하지 않았다. 밀라노 시에서는 세 가족이 흑사병에 감염되자 그들을 돕기보다는 외부와 차단했으며, 전염병이 잠잠해지기까지 기다렸다. 도시정부에서는 어느 누구도 도시로 들어오거나 밖으로 나갈 수 없도록 했고, 감염자들을 고립시켜 확산을 막았기 때문인지 단지 그들 세 가족이 희생되는 범위에서 피해가 그쳤다.[2]

오르비에토 시의 경우 1348년 4월 말 역병이 전파되었다. 직전까지 인구 1만 2천 명 정도의 작지 않은 도시였으나, 9월까지 도시 인구의 90%가 사망하는 재앙을 겪어야 했다. 인근 도시 피렌체에 전염병이 번지고 있다는 소식이 들려왔지만, 이 도시는 뚜렷한 대책을 갖고 있지 않았다. 도시를 관할하던 '7인 위원회' 소속 위원들 대부분은 이 전염병으로 사망했기에 체계적 대응이 불가능했고 우왕좌왕하다가 중요한 국면을 놓쳤다. 시에 고용된 소수의 의사들과 부족했던 의료 시설로는 정체 모를 전염병에 맞서 효과적인 의료 행위를 할 수 없었다. 상업과 교역의 단절로 시민들은 식량 부족 사태를 겪었고, 생존자들

---

2 시에나의 연대기 작가 아뇰로 디 투라의 기록(di Tura 1933)

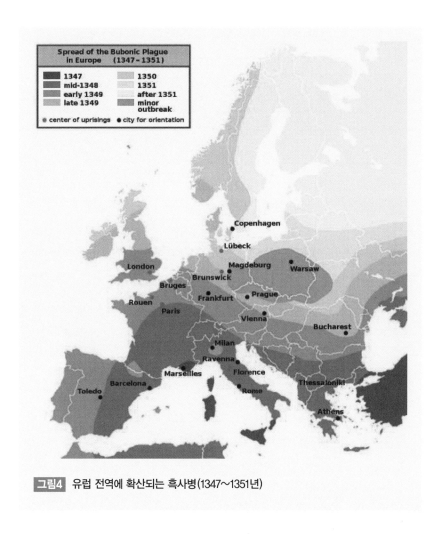

그림4 유럽 전역에 확산되는 흑사병(1347~1351년)

은 공포, 혼란 및 자포자기 상태에 빠졌다. 선택할 수 있는 생존 수단
은 외부로 도피하는 것 외에는 없었다.[3]

    초기에는 누구도 이 전염병의 엄청난 파괴력을 미리 가늠할 수 없

---

3 이 도시의 사례는 카르팡티에의 고전적인 연구로 인해 널리 알려져 있다(Carpentier 1962).

었으며, 그로 인해 대응이 효과적일 수 없었다. 또 공동체의 지도층 가운데 상당수가 일찌감치 희생을 당하여 효과적이거나 일사불란한 대응이 어려운 점도 있었다. 출입 통제가 어느 정도 효과는 있었지만, 그러한 임시방편적 대응으로 흑사병을 극복할 수는 없었다.

2. 피스토이아 시의 조직적 대응

피스토이아 시의 조례는 도시정부가 조직적으로 대응했던 방식을 보여준다.[4] 인근 도시들에서 시작된 역병의 영향을 차단하기 위해 시는 '보건위생규정(Ordinamenta sanitatis)'이라 이름붙인 23개 항의 조례를 제정했다.[5] 조례는 1348년 5월 2일 제정된 이래 6월 중순까지 무려 세 차례나 개정되었다. 주요 내용을 간추리면 다음과 같다.

1. 출입 통제: 피사나 루카 같은 전염병 발병 지역의 방문이나 그곳에서 피스토이아로 진입 금지. 철저한 경계 근무. 불법 유입 시 500데나리우스라는 엄청난 액수의 벌금 부과. 불가피한 경우 시 참사회의 특별 허가 필요. 전염병을 옮길 가능성이 있는 물품, 특히 직물의 유입도 통제.

---

4 불스트(Neithard Bulst)가 독일 도시들의 대응 방식을 유형화하여 분석한 결과와 비교하면 피스토이아 시의 사례가 일반적인 대응 양상을 자세히 보여주고 있다는 사실이 드러난다. 불스트(Bulst 1989, 30~31)는 독일 지역의 도시정부가 흑사병을 극복하기 위해 시도했던 조치들을 18가지로 분류하여 제시했다.

5 치아펠리((Chiappelli 1887, 7~24)는 피스토이아 문서고의 자료를 완전한 형태로 옮겨 출판했다. 3쪽에서 7쪽 중반까지는 이 법령이 만들어진 과정을 설명하고, 7쪽 하단부터 사료를 싣고 있다. 이 사료는 호록스(Horrox 1994, 194~206)가 영문 번역문을 실은 바 있다. 호록스가 편집한 내용에는 재개정 법령까지만 게재되었고, 인구가 대폭 감소하여 그에 따른 도시 방어 문제를 규정한 4차 수정안은 생략되었다.

2. 사체 처리: 사체에서 나오는 악취와 독기가 공기를 통해 전염병을 확산시킨다고 생각해 악취 방지에 주의. 사체를 관에 넣어 악취가 새어나오지 않도록 조치한 후 운반. 도시 내부로의 이동은 여하한 경우에도 금지. 악취의 확산을 막기 위해 2.5큐빗(cubit), 즉 1미터 이상 깊게 매장.

3. 장례 규정: 장례식에 사람들 소집 금지. 장례식 알리는 타종도 불허.[6] 조문객은 교회 입구까지만 접근. 망자의 집 방문 금지. 교회 혹은 묘지에서의 장례 미사는 망자의 가족만 참석 가능. 장례식에 참석한 후 일주일 동안 다른 집회에 참석 금지.

4. 감염자 신고 의무: 감염 의심자 즉시 신고 의무.

5. 육류와 그것의 도축에 의한 전염병 확산 경계. 육류의 도축과 거래를 담당하는 푸주한은 신선도에 주의. 시의 관리가 부패한 육류의 유통 감독.

6. 악취의 발생을 초래하는 도시 내에서의 무두질 금지.

출입 통제나 신고 관련 조항을 제외하면 조례의 내용은 대체로 대기 중에 존재하는 오염된 공기(miasma)의 통제에 집중되었음을 알 수 있다. 이러한 조치는 전염병에 대한 당대의 지배적인 의학적 학설을 반영한 것이었다. 중세 말까지도 유럽에는 히포크라테스(Hippocrates 460?~370? B.C.)와 갈레노스(Claudius Galenus 129?~199? A.D.)의 가르침이 지배하고 있었는데, 그들은 지진, 홍수, 화산 등이 발생한 후 여러 전염병이 발생하는 것은 사람들이 심하게 오염된 공기를 흡입하기 때

---

6 장례식 타종의 금지는 다른 도시에서도 종종 언급되는데, 이러한 종소리가 앓고 있는 사람들을 더욱 괴롭히거나 두려움에 떨지 않도록 배려하는 측면이 모두 있었다(Chiappelli 1887, 10-12).

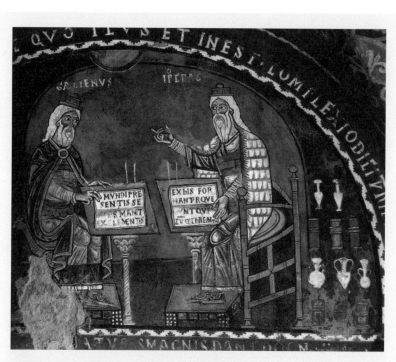

그림5 토론을 전개하고 있는 갈레노스(왼쪽)와 히포크라테스(오른쪽). 아나니에 있는 산타마리아 대성당의 프레스코화(13세기)

문이라고 주장했으며, 독한 기운이 육체 내의 체액의 균형을 파괴해 질병이 생기고, 나아가 죽음까지 초래한다고 했다. 독한 기운이 공기를 오염시킬 뿐 아니라, 직물같이 독한 공기를 흡수할 수 있는 물품도 위험하다고 생각했다(Arrizabalaga 1994, 251~253). 중세에는 이 학설에 입각해서 깨끗한 음식과 식품 위생에 관련된 보건 활동이 전개되어 왔다. 그렇지만 당시에는 이 전염병의 '전염'에 대한 지식이 확립되지 않았으며, 사람들 사이의 전염은 부정했다(Nutton 1983). 그렇기에 전염병은 죄의 회개와 더불어 공기의 정화 또는 독한 기운의 전염 지역으로부터의 도주에 의해 피할 수 있었다.

피스토이아 시에서는 조례 위반 시 위반자뿐 아니라, 담당 감시자도 처벌했다. 그렇지만 예외가 인정되었는데, 궁정기사, 법률학자, 재판관, 의사 등의 장례식에는 많은 사람들 모이는 것이 허용되었다. 또 교회가 반대하는 사안에 대해서는 강제 조치를 유보했다. 예컨대 일반인의 장례에는 타종을 허용하지 않지만, 교구 교회의 경우 "과도하지 않은" 범위 내에서 타종을 허용했다. 이러한 예외 조항들은 통제가 철저하지 않았고, 고위 신분의 사람들과 종교 기관들이 도시법의 지배를 벗어나 있었으며, 재앙의 발생과 궁극적인 해결이 신앙과 직결된 것으로 이해하고 있었음을 시사한다.

피스토이아 시의 조례는 제정된 지 3주가 지난 5월 23일 재차 수정되었고, 6월 4일과 6월 13일에 또다시 변경되었다. 5월 23일의 개정에서는 전염 지역에 대한 출입 통제 조치가 폐지되고, 육류 거래에 대해 규제가 다소 완화되었다. 전체적으로 규정이 완화된 배경에는 그 사이에 피스토이아 시에도 이미 흑사병이 만연하여 다른 전염된 지역과의 왕래 금지가 별다른 효과를 얻을 수 없게 되었다는 판단에 이르렀기 때문이었다. 또 시민들의 비협조와 일부 규정들에 대한 저항이 있었던 것으로도 추정된다. 이후 사체는 선별된 운구 위원들만 운반토록 하고, 그 비용은 도시정부의 재정에서 충당했다(Chiappelli 1887, 17-20). 수정된 조례에서는 위기의 극복과 당면 문제의 해결을 위해 도시를 관할하던 포데스타(podestà)와 카피타노(capitano)가 행정 조치들에 대해 감독하고 처벌할 권한이 있음을 추가로 언급했다(Chiappelli 1887, 19). 피스토이아 시의 이와 같은 노력에도 제1차 흑사병으로 11,000명에 달했던 인구가 불과 몇 개월 만에 약 6,000명으로 급감했다.

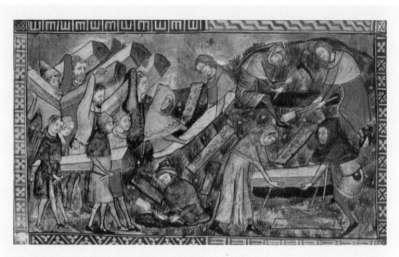

그림6 투르네 시 흑사병 희생자의 매장

　1348년 피스토이아 시의 사례는 일부 도시들에서 흑사병에 대해 적극적 혹은 조직적으로 대응했던 사실을 보여준다. 이 도시의 여러 조치들 및 관리들의 노력은 의사들의 제안과 종교적 태도에 기반했으나 상인이나 수공업자의 영업 활동을 크게 제한하는 성격을 띠었다. 위급 상황을 계기로 도시정부는 유례없이 시민의 삶에 깊이 간섭했으며, 적지 않은 저항에도 불구하고 도시의 존립을 위해 대응 조치들을 관철하려 노력했다. 그렇지만 완벽한 봉쇄 및 격리 조치를 취하는 데까지는 이르지 못했다.

　흑사병 시기 이탈리아 도시정부에서 취한 여러 조치들은 전적으로 새로운 것이 아니었다. 일부 도시에서는 그 이전에도 전염병이 돌거나 위기적 상황에 직면했을 때 종교적인 속죄 행렬을 하고, 비도덕적이거나 위험한 인물을 추방했으며, 거리 청소와 비위생적 요인을 제거하며 질병에 대처해온 기록이 있다. 예컨대 1325년 피렌체의 도시법은 도시 내에서 동물 가죽과 같이 악취를 풍기는 상품의 교역을 금지했고, 공적인 장소에서 도축도 금지했다. 정기적으로 시장과 도시 전역에 걸쳐 청소 작업을 했고, 분뇨 구덩이는 밤에만 비우도록 했다.[7]

❸ | 공중보건기구의 등장 – 베네치아와 피렌체

피스토이아처럼 여러 이탈리아 도시들은 흑사병의 대응 과정에서 행정력을 재조직하고, 당대의 의학 지식을 반영하여 적극적인 대응에 나섰다. 특히 베네치아와 피렌체에서는 위기 상황을 극복하기 위해 특별위원회를 설치해 대응했는데, 이것들이 이탈리아에서 최초로 등장한 일종의 '공중보건기구'였다.

1348년 1월 말 흑사병이 찾아온 베네치아에서는 3월에 도제와 시 참사회가 흑사병에 대처하고자 '3인 위원회'를 신설하고, 이 기구에서 도시의 대응을 주도했다. 이 위원회는 전염병 감염이 의심되는 외부인의 도시 내로의 유입을 금지했으며, 항구로 진입하는 의심스러운 선박을 제지했다. 그리고 전염병이 도시로 확산되고 있다는 사실이 확연해지자 모든 사람의 출입을 통제했다. 특히 상인들이 생업을 위한 물품을 이동시키는 것도 허용하지 않았다. 나아가 위원회는 대참사회(Maggior Consiglio)에 도시의 오염 방지 대책을 제안했고, 늘어나는 사체를 인근 섬으로 이송하도록 했다. 그로 인해 시에서는 특별 선박

---

7 피렌체의 위생 관련 규정에 대해서는 데이비슨(Davidson 1956) 참조. 중세 말기 유럽 도시들은 환경을 개선하려는 노력을 꾸준히 해왔다(박홍식 2009, 54–59).

을 이용해 사체들을 인근 섬으로 옮겼고, 악취와 독기를 방지하기 위해 사체는 1.5미터 이상 깊이 매장토록 했다(Campbell 1931, 112).

피렌체에서는 3월 말과 4월 초 사이 첫 역병 환자가 발생했다. 이미 역병의 소문이 퍼지고 있던 3월 말에 공기 오염에 대한 조례를 제정했지만, 4월 3일에는 관련 규정을 추가로 입법해 보완했다. 그 내용 중에는 이미 전염병으로 혼란을 겪고 있던 피사와 제노바에서 오는 방문자의 도시 내로 진입 금지, 환자의 의복 소각 등이 포함되었다. 그리고 다소 이례적인 조항은 매춘부를 외부로 추방하는 도덕적 성격의 조치도 끼어 있었다는 것이다. 이어 4월 11일에 행정장관(Gonfaloniere de Giustizia)과 12명의 도시 지도자(buoni uomini)들은 특별위원회 즉 '8인 위원회'를 신설하고 그들에게 관련 업무에 대한 전권을 부여했다. 이른바 최초의 공중보건기구의 출현이다. 이 기구는 전염병의 확산을 방지하는 임무를 총괄했는데, 즉시 외부 상인과 여행자의 도시 출입을 통제하고, 오염원을 제거했으며, 시장을 감독하고 전염병에 감염된 자를 도시에서 격리했다. 의사들, 즉 이론의들(medici 또는 fisici)은 위원회와 전염병에 대한 대책을 논의했다. 소속 위원들은 공중위생에 대한 당대 의사들의 주장에 근거해 방안을 마련했다[8](Campbell 1931, 112-113).

피스토이아 시의 장례에 대한 조항이 시사하듯이 당대인은 환자와 대화하거나 감염자의 의복을 접촉하는 등의 행위를 통해서도 전염된다는 생각을 했다[9](Henderson 1992, 141-143). 보카치오도 「데카메론」에

---

8 당대에 명성이 자자했던 젠틸레 다 폴리뇨는 페루자 시의 전염병 예방 대책을 조언했다.
9 빌라니와 보카치오는 공기 전염에 대해 동의했을 뿐만 아니라, 환자의 물건을 만짐으로도 전염될 수 있다고 생각했다(Campbell 1931, 61-62).

서 이 역병의 전염성에 대해 다음과 같이 시사성 있는 서술을 했다. "이 병은 단순히 사람에서 사람으로 옮겨지는 정도가 아닙니다. 환자 혹은 이 병으로 죽은 사람의 옷 등에 닿기만 해도 인간은 물론 동물에까지 옮겨져 순식간에 즉사해 버리는 일이 참으로 자주 일어납니다." (Boccaccio 1999, 12-13) 그리고 그는 자신이 직접 목격한 일이라며 이 병으로 죽은 자의 누더기를 돼지 두 마리가 코로 후비다가 그 자리에서 즉사한 일을 언급했다. 그 글이 픽션이라는 점을 감안해도 보카치오는 흑사병이 급성으로 진행해

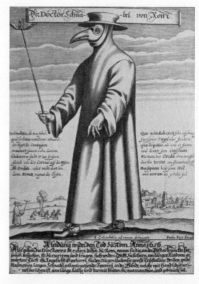

그림7 17세기 초 샤를 드 롬(Charles de L'Orme)이 파리에서 처음 선을 보였다는 흑사병 의사의 복장. 전염을 피하기 위해 중세 말에도 의사들은 유사한 복장을 착용했다.

사람들을 즉각 죽음에 이르게 할 수 있다는 사실을 인지하고 있었던 듯하다. 시민들은 도시의 열악한 위생 조건이 전염병 확산을 부추긴다고 확신했다. 장례, 종교 행사, 축제 등으로 많은 사람이 모이면 전염병이 크게 확산된다는 사실도 경험적으로 알았고 집회를 자제하기도 했다.

그렇지만 6월 24일 세례 요한 축일이 돌아오자 시에서는 종교심에 기반해 중요한 결정을 내렸다. 도시정부는 4월 이래로 흑사병이 유행한 지역의 출입을 제한해 왔지만, 이 축일을 역병 극복의 계기로 삼고자 대대적인 종교적 행렬을 추진했다. 의사들이 위험을 경고했지만

행렬은 도시의 주요 구역들을 통과해 지나갔다. 이처럼 전염병에 대처한 정책들에는 종교적 측면과 의학적 대응이 뒤섞여 있었으며, 신앙에 의한 문제 해결이 합리적이고 세속적인 방식보다 우선하여 시에서 추진했던 격리 정책이 종교 지도자들에 의해 종종 무력화되었다 (Henderson 1992, 144).

사료상에는 뒤늦게야 확인되지만 피렌체인들은 흑사병을 이겨내기 위한 방안으로 신체적·도덕적 통제도 병행했다. 의사들이 기록한 여러 흑사병 논고에 따르면 목욕은 모공을 열어 독한 기운을 몸 안으로 들여보낼 수 있어서 피해야 한다고 가르쳤고, 운동이나 과격한 활동도 피를 뜨겁게 하고 호흡량을 증가시켜서 공기 중의 독한 기운을 심장으로 더 많이 끌어들이기 때문에 삼가야 했다(Horrox 1994, 177; 186; Campbell 1931, 69). 성행위를 금하는 것은 하느님의 분노에 대한 근신의 태도에서 요청되었을 뿐 아니라, 건강에도 도움이 되었다.

도시 차원에서는 도덕적 근신이 필요하다고 판단하여 꾸준히 시민들을 계몽하고 통제했다. 시민들의 사치를 금지했고, 관료의 불법 행위를 바로잡기 위한 조례를 만들었으며, 공공연히 이루어지는 매춘 행위를 통제했다. 특히 남색(男色)을 근절하기 위해 많은 노력이 기울여졌다. 1432년에는 남색을 색출하기 위해 '야간청(Ufficiali di Notte)'을 신설했는데, 이 조직은 이후 70년간 존속하며 많은 범법자를 기소했다[10](Naphy et al 2000, 73).

물론 도시 차원에서 의학을 통해 역병의 원인을 해명하려는 노력도 포기하지 않았다. 시에 고용된 의사들은 이 질병의 성격을 더 잘 이해

---

10 인구 4만 명이던 피렌체에서 1432-1502년 사이 총 17,000명 이상(연평균 240명)이 기소되었고, 그중에 3,000명(연평균 43명)이 유죄로 선고되었다.

하기 위해 희생자의 시신 해부를 요청해 허락받았다. 해부를 통해 단기간에 병인을 규명하거나 의미 있는 성과를 얻지는 못했지만, 이는 의학 지식이 축적되는 데 기여했다.[11]

공중 보건의 관점에서 취해진 조치들은 도시 주민들의 생활에 불편을 초래했을 뿐 아니라, 생업 활동을 위축시켰기에 그에 대한 저항도 계속되었다. 도시정부가 이러한 반발과 비협조를 해소하기까지는 상당한 수고 및 시간이 필요했다. 도시는 보이지 않는 적들뿐만 아니라, 시민들의 부주의 및 이기심과도 투쟁해야만 했다.

한 연대기 작가에 따르면 피렌체의 1일 사망자 집계는 6월 중순에 약 100명으로부터 시작하여 7~8월에는 300명, 380명, 400명까지 급증하는 경향을 보였다(Carmichael 1983, 514). 역병의 위협이 절정에 달했던 기간에 적지 않은 시민들은 도시 밖으로 도피했던 것으로 보인다. 이 시기에는 8인위원회나 도시정부의 대응이 두드러지지 않은데, 그들도 대부분 도피했다가 8월경에 복귀하여 다시 도시의 회복을 위한 노력을 재개한 것으로 추정된다. 도시를 떠날 수 없던 시민들은 간절히 기도와 더불어 의사들이 효과를 확신하던 테리아카(theriaca)나 식품들을 복용했으며, 실내에 머물며 신선하고 건조한 공기를 유지하기 위해 향이 나는 나무를 태워 정화했다.

이러한 노력들에도 불구하고 피렌체에서는 불과 수개월에 걸친 흑사병으로 이 도시 인구의 50~60%에 해당하는 약 6만 명이 사망한 것

---

11 몽펠리에 의학대학에서 쓰여진 흑사병 논고들에서는 관찰에 의해 점차로 '(흑사병) 열병'과 '농양성 질병'을 구별하는 등 임상적 경험에 의한 의학의 진전을 확인할 수 있다(Chase 1985, 153-169).

으로 추정된다.[12] 8월 말에는 죽음의 그림자가 걷히면서 어느 정도 소강 국면에 접어들었던 것으로 보인다. 그 한 예로 8월에 도시정부는 대학(Studio fiorentino)을 설립하겠다고 결정했는데, 그를 통해 지식인들을 제자리로 불러올 뿐 아니라, 위축된 시민을 더 잘 교육할 수 있다고 생각했다. 도시정부는 안정을 위해 다른 지역으로부터 피렌체에 이주해오는 수공업자들을 받아들이는 데에는 관심이 있었지만, 농촌으로부터의 이주는 제한했다. 대부분의 길드는 상인, 수공업자, 지식인 들을 끌어들이기 위해 가입 조건을 완화했다. 그렇지만 의사 길드는 오히려 가입 조건을 강화했다. 많은 돌팔이 의사들과 사기꾼들이 흑사병 시기 동안 의료 행위를 수행했기 때문이다. 그들은 도시정부와 함께 약의 판매와 조제도 훨씬 엄격히 규제했다(Byrne 2004, 116-117). 그리고 시는 재정 부족을 메워야 할 필요에서 세금을 올리기로 결정했다. 시간이 경과하면서 위기 상황을 타개하는 데 지도력을 행사하던 8인위원회와 도시정부의 권력은 커졌으나, 도시민의 삶이 안정을 얻기까지는 요원했다(Goudsblom 1986, 169). 연대기 작가 빌라니(Matteo Villani)는 흑사병 직후의 상황을 다음과 같이 묘사했다. "우리는 인구가 적으면 인간이 만들어내는 물품은 충분하리라 생각했다. 그러나 그렇지 않았다. 인간의 욕심으로 인하여 모든 것은 계속해서 부족했고 이런 상황은 오래 지속되었다. (……) 반면에 노동임금과 장인들이 생산해내는 모든 공산품 가격은 정상적인 경우보다 두 배나 비싸졌다.(게레멕 2010, 106에서 재인용)"

---

12 1330년대 피렌체 인구는 11만 명 내지 12만 명 정도로 추정된다. 브러커(Gene Brucker)는 1352년 피렌체의 세금 기록에 기초해 흑사병 직후 거주민의 수를 약 5만 명으로 추산한다. 15세기 전반에는 4만 명 정도를 유지한다(Brucker 1977, 22).

이후에도 토스카나 지역(피렌체, 피사, 시에나 등 포함)에는 대략 10년 주기로 15세기 말까지 이 역병이 반복되었다(1363, 1371, 1383, 1390~1391, 1400, 1410, 1417, 1422~1423, 1429~1930, 1439, 1448~1450, 1456, 1478~1479, 1495~1498년 등. 후대의 역병들은 제1차 흑사병에 비하면 피해가 작았지만, 주기적으로 반복되어 피해자가 누적되는 효과가 있었으며, 흑사병 이전의 인구 회복을 불가능하게 했다(Byrne 2004, 115). 피렌체 정부는 출산 진흥 정책도 추진했지만 인구가 신속히 회복되지 않았다. 이주를 제한한 탓도 있지만 결정적인 원인은 흑사병의 재발 때문이었다.

위기 때마다 적지 않은 시민들은 도시 밖으로 도피했던 것으로 보인다. 이를 제한하고자 도시정부는 1374년 도주하거나 귀환을 거부하는 자들에게 500리라의 벌금형을 물리는 조례를 제정했다. 1383년 피렌체에서 네 번째 흑사병이 발병했을 때에는 시를 떠나는 자들에게 더 큰 불이익을 가하는 조치가 뒤따랐고, 다수의 시민들은 생명의 위협을 느끼면서도 경제적 불이익과 시민권 상실을 우려하여 도피할 수 없었다. 그렇지만 부유하고 힘 있는 자들이 도주하는 것마저 완전히 차단할 수는 없었다.[13] 피렌체에서는 전염병이 심각했던 1383년과 1457년에도 위험을 무릅쓰고 대규모 종교 행렬을 감행했는데[14] (Trexler 1991, 362, 364), 이러한 주기적인 도피와 종교 행렬은 당사자도 인식하지 못하는 방식으로 전염병의 지리적 확산과 피해의 증대에 기여했다.

---

13 피렌체 시민이었던 대상인 다티니(Datini)는 1390년과 1400년의 흑사병 때 집안의 짐 대부분을 피스토이아와 볼로냐로 각각 나눠 이전했다(Byrne 2004, 112~113).

14 시칠리아의 메시나에서 성모상과 성수를 둘러싸고 벌어졌던 사건은 당대인의 종교적 심성을 보여주는 좋은 사례이다(지글러 2003, 59~62). 페루자의 익명의 연대기 작가는 하느님의 노여움을 달래기 위해 그 도시에서 시도되었던 조직적인 각종 종교 의식들에 대해 기록했다(Bergdolt 1989, 88~89).

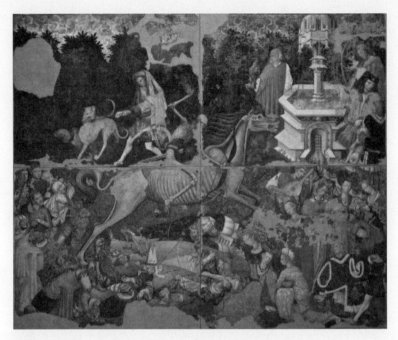

그림8 팔레르모 스클라파니 궁전의 프레스코화 「죽음의 승리」(15세기)

대규모 사망과 도피는 도시의 역량을 위축시켜 재정을 어렵게 하고 정책의 효과도 제한했지만, 대부분의 도시에서 흑사병 이전의 정치 조직이 붕괴하지는 않았다. 이것이 제1차 흑사병 이후 많은 도시에서 경제적·사회적 회복이 신속할 수 있었던 토대였다. 과거의 연구에서 지역 정부의 책임자들이 모두 도주하여 사회적 통제가 상실되는 경우가 많았다는 가설은 대체로 정정되고 있다. 최근 피렌체를 비롯한 이탈리아 도시들을 사례로 진행된 유언장 연구들은 당대인의 도피와 사회적 혼란이 다소 과장되었으리라는 추정을 뒷받침한다. 그 상황에서도 죽어가던 자들이 유산을 쉽사리 포기하지 않고 공증인을 동원해 다수의 유언장을 기록했기 때문이다. 당시 도시정부의 활동을 재구성할 만큼 충분한 기록은 없지만 도시정부나 시민의 생활이 완전히 단절되었던 것으로 보기는 어렵다. 지체되기는 했어도 사체들이 치워졌고, 역병이 다소 잦아들고 비상 상황이 소강 국면에 이르면 다시 예전처럼 일상으로 복귀했던 것으로 보인다. 도시의 공중보건기구는 다방면으로 대응했고, 혼란을 틈타 도시 내에서 범행을 저지른 자들도 결국 처벌되었다.

  도시가 비상 상태로부터 벗어나면 특별대책기구들은 통상 해체되었다. 하지만 15세기에도 흑사병이 빈번하게 발병하고, 그 피해도 만성화되자 피렌체에서는 1448년 위기 때만 가동되던 기존의 8인위원회를 상설기구화했다(Cipolla 1976, 11-13). 베네치아도 공중보건기구(Provveditori di Sanità)를 1486년에 상설기구화하여 흑사병에 대응했다. 이는 전염병에 대한 경험과 지식의 축적을 가능하게 했다. 15세기 후반에는 이탈리아 북부의 주요 도시들에서도 유사한 상설기관들이 출현했으며, 이는 알프스 너머 다른 유럽 지역에도 영향을 주었다.

❹ | 검역의 도입과 감시 관리 체제의 혁신

  밀라노 시는 제1차 흑사병의 피해를 거의 입지 않았다. 이는 봉쇄조치만으로 설명이 되지 않는다. 흑사병이 유럽 전역에 걸쳐 확산되었지만 예외적인 지역이 있었음을 보여주는 사례이다. 그렇지만 이후에도 이 도시가 계속된 전염병의 공격을 피할 수는 없었다. 1361년에 밀라노는 흑사병 때문에 "주민이 사라진 음울한 빈 도시"가 되었다.[15] 인근 도시들처럼 그 후로도 흑사병은 반복되었다. 다른 지역에서도 유사한 문제들이 있었지만, 특히 성직자들이 모두 사망하거나 아무도 남지 않은 종교 기관이 늘어나면서 그들이 관리하고 있던 재산의 소유권 귀속이 문제가 되었다. 이에 밀라노 군주 바르나보 비스콘티(Barnabò Visconti)는 1374년 1월 17일에 도시를 포함하여 보다 광범위한 지역에 적용되는 법령을 제정했다. 그에 따르면 누구든지 부종이나 종기 등 흑사병 증상이 나타나면 즉시 성이나 도시를 떠나야 했고, 오두막이나 숲에서 지내며 완쾌될 때까지 돌아올 수 없었다. 또 전염병을 앓던 환자가 죽은 경우 곁에서 돌보던 자는 열흘이 지난 후에야 공동체로 복귀할 수 있도록 했다. 그리고 교구 사제에게는 환자의 상태를 감독할 의무를 부과했다. 비스콘티는 전염병으로 사망한 자들의 모든 재산을 자신에게 귀속시켰으며, 전염병을 퍼뜨린 자들의 재산도 제한 없이 몰수했고, 공동체에 전염시킬 위험을 초래한 경우에는 사형에 처했다.[16] 이처럼 비스콘티의 법령은 군주의 경제적 이해관계를 우선적으로 고려한 반면, 세밀한 대응 조치들이 포함되지 않았다.

밀라노와 라구사(Ragusina: 현재 크로아티아의 두브로브니크)에서는 1370년대부터 검역이라는 새로운 조치가 시행되었다. 베네치아의 지배하에 있던 아드리아 해에 면한 라구사 시참사회는 1377년 최초로 검역에 대한 조례를 제정했다. 그에 따르면 흑사병 전염 지역에서 오는 모든 자는 감염 여부를 확인할 수 있을 때까지 섬 지역인 미르카(Mirca) 혹

---

15 페트라르카가 보카치오에게 보낸 편지에 나오는 표현이다(Bergdolt 1989, 131).

16 이상이 비스콘티 법령의 대체적인 내용이다(Horrox 1994, 203). 후에 공작 지안 마리아 비스콘티는 훈증을 통해 이 전염병에 오염된 물건들을 정화하려고도 시도했다(Bech 1913, 8).

은 구-라구사에 30일간 체류해야 할 의무를 지게 되었다. 이 규정은 곧 제노바와 밀라노에도 도입되었으며, 그로부터 6년 후에는 마르세유에서도 시행되었다. 마르세유에서는 강제 체류 기간을 40일로 연장했다[17](Biraben 1976, 173-174). 선박을 엄격하게 통제한 상태에서 사람들과 선박은 격리되었고, 각종 물품은 햇볕을 쐬고 환기시키며 정화했다. 이 제도가 성과를 발휘하기까지는 상당한 시간과 노력이 더 필요했지만, 당대인들 사이에 검역과 격리가 필요하다는 사실에는 공감이 이루어졌다. 점차로 다른 중북부 이탈리아 도시들도 그와 같은 조치들을 도입했다[18](Bucher 1979, 41).

15세기에 밀라노 시는 전염병 관리에 있어서 가장 선진적인 새로운 시스템을 만들어냈다. 그것은 행정력과 의학적 지원이 결합된 감시 및 관리 체제였다. 이 도시에서는 전염병 발병에 대한 정보를 체계적으로 수집하여 사망 원인을 분석했고, 흑사병 감염자 및 감염 의심자, 희생자, 이재민을 도시가 지정한 장소로 이송하여 환자와 건강한 자들 사이의 접촉을 최소화했다. 그 경험을 살려 1450년 시는 보건국(Sanità)을 설립했으며, 밀라노의 의사들은 전문적 감시 체계 운용에 참여했다.[19] 다음 해에 극심한 흑사병이 이 도시에서 재발했는데, 이를 계기로 더 많은 환자를 수용하기 위해 수도원과 구빈 시설을 임시격

---

17 10일간 구금하는 초기 형태는 레기오 데밀리아(Reggio d'Emilia)에서 시도되었다.

18 이탈리아 항구 도시들이 1450년 이래로 검역소를 설치했지만 레반트에서 오는 배들이 외딴곳에 상륙했기 때문에 초기에는 제 역할을 하지 못했다. 17세기 말에 이르러 정부들의 협력이 강화되고, 선박에 대한 검역과 육로 통제가 병행되면서 효과가 두드러지기 시작했다(와츠 2009, 58).

19 밀라노에서 활동한 의사 카텔라노(Giovanni Catelano)가 남긴 사망자 명부(Necrologi)에는 사인을 비롯하여 질병으로 사망한 사람들에 대한 다양한 정보들이 기록되어 있다. 그가 남긴 사망 보고만 해도 12,065건에 이른다(Carmichael 1998, 221-222).

리병원(Locus Montanee)으로 전환했다.[20]

1483~1486년 사이 발병한 흑사병은 또다시 큰 인명 피해를 초래했다. 이때에 보건국은 단속 업무와 통제를 강화하고, 사망 보고 체계를 가동시켰다. 흑사병 사망자의 이름, 성별, 교구 등 사망과 질병 통계를 모두 파악하고 기록으로 정리해 대공에게 매일 보고했다. 보건국은 흑사병이 발병한 공간을 통제하고 집집마다 청결 상태를 살폈으며 환자들이 접촉했던 물품들을 소각했다. 그와 같은 의료 체계와 신속한 대처로 인해 1485년 흑사병 최고조기에 격리병원(Lazaretto)에 후송된 사람들 가운데 생존자가 약 60%에 달했다(Carmichael 1998, 226-227; 236).

이와 같은 방법으로 밀라노에서 의사들은 전염병 해결에 결정적으로 기여했다. 의사들의 사회적 수요도 크게 증가했으며, 그들의 위상과 대우도 크게 향상되었다. 반복되는 흑사병으로 인해 공중위생에 대한 인식이 확산되었으며, 검역의 필요성이 널리 인정되었다. 전염병의 원인에 대한 연구도 축적되었다. 비록 과학적 기반에 입각하여 전염병의 원인을 밝혀내지는 못했지만 전염 및 감염 이론의 발전에 토대가 될 최적의 실험 기회가 주어졌던 것이다(Campbell 1931, 121).

한 도시에서 발생한 전염병이 이웃 도시들에도 직접적인 위협이 될 수 있다는 인식에 기반하여 16세기 말에는 도시들 사이에 전염병에 대한 정보를 전해주는 네트워크도 형성되어 갔다. 하지만 그와 같은 소식은 해당 도시의 교역과 산업에 부정적으로 영향을 미칠 것이 분명했으며 전염병의 발생 여부를 숨기고자 하는 유혹 때문에 결정적인 도

---

20 그보다 앞서 1402년에는 베네치아에 격리병원(Lazaretto)이 세워졌다.

움을 주지는 못했다(Cipolla 1976, 52-56). 알프스 이북 지역에도 1348년 이래로 흑사병이 반복하여 발병했지만 잉글랜드를 제외하면 중북부 이탈리아처럼 이른 시기에 도시 단위의 대응 흔적을 발견하기는 어렵다. 그 지역은 대체로 16세기가 되어서야 흑사병 방지책들이 도시의 조례에 명문화되었다.[21]

❺ | 결론

이 글에서 이탈리아 많은 도시들을 섭렵할 수는 없었지만, 몇몇 도시들을 통해 14~15세기 이탈리아 도시들의 대응을 표본적으로 살펴볼 수 있었다. 당시에 대부분의 도시들은 이전 시기에 전염병이 돌 때 시행했던 환경 및 위생 개선 조치들을 토대로 대응했으며, 이론적으로는 당대의 의학 지식에 의존했다. 피렌체의 사례에서 볼 수 있듯이 종교적인 해결 방안이 우선시되어 종종 공들였던 세속적인 노력들은 수포로 돌아갔다. 전염병에 대한 대응은 일관성이 없었지만, 시간이 경과되면서 합리적인 대응책들이 위기 대응의 토대로 확립되었다. 의사들과 도시의 지배층이 협력하여 위기를 타개할 공중보건기구를 운영했고, 일관된 정책을 위해 그들에게 전권을 부여했다.

15세기 중반 이후에는 검역이 보편화되고 공중보건기구가 상설화되는 등 도시의 대응 체계에 상당한 개선이 있었다. 중세 말까지도 전염병의 원인과 전염성을 과학적으로 규명하는 등의 근본적인 진전은

---

21 힐데스하임의 사례 연구는 이와 같은 사실을 잘 보여준다. 이 도시는 14세기 이래로 여러 차례 흑사병을 경험했지만 1597년에야 도시의 법령으로 흑사병 대응 조치를 명문화했다(Höhl, 1987, 33-46).

없었지만[22], 밀라노 의사 카텔라노의 사례가 보여주듯이 의사들은 공중위생의 발전과 전염병의 위협에 대한 대응 체계의 형성에 크게 기여했다. 15세기 후반에 발생한 세 차례의 흑사병(1451~1452년, 1468년, 1483~1485년)에도 불구하고 밀라노 시가 건재할 수 있었던 것은 의학적으로는 흑사병을 극복할 수 없었을지라도, 공중보건제도를 발전시킨 도시정부의 효율적인 대응 체계 때문이었다. 근대 초에 이르기까지 도시들이 흑사병으로 인한 위기를 이겨내는 데에는 의학보다 행정적 측면의 대응이 결정적으로 기여했다고 할 수 있다.

도시정부가 주도하여 흑사병을 극복하는 과정에서 예기치 않은 방식으로 시민에 대한 통제가 심화되었다. 시민들은 전염병의 위협과 공포로 인해 공권력의 간섭과 통제를 대폭 허용할 수밖에 없었다. 빈민들이나 부랑자들에 대해서는 도시 내에 전염병을 옮길 가능성이 높다는 가정에 근거하여 도시 내부로의 진입이 차단되었고, 도시 내에서도 지역 간의 이동이 통제되었다. 도시 사회의 양극화 경향은 흑사병을 계기로 더욱 고착화되었으며, 빈곤 계층은 점차 도시로부터 밀려났다. 결과적으로 반복되는 흑사병은 중세 성기에 비하여 도시를 훨씬 더 폐쇄적이고 배타적인 공간으로 변모시켰으며, 지배 계급의 통제력을 한층 강화했다.

---

22 카마이클은 15세기 말에 밀라노의 임상의들이 경험적으로 밝혀낸 새로운 해부학적 진전에 대해서도 적지 않은 의미를 부여한다(Carmichael 1998, 231-233).

참고문헌

- 브로니슬라프 게레멕. 2010. 『빈곤의 역사: 교수대인가 연민인가』. 이성재 옮김. 서울: 길.
- 박흥식. 2009. 「중세 말 도시의 환경 문제와 대응」. 『西洋史論』 100: 39-63.
- 셀던 와츠. 2009. 『전염병과 역사』. 태경섭 & 한창호 옮김. 서울: 모티브북.
- 수잔 스콧 & 크리스토퍼 던컨. 2005. 『흑사병의 귀환』. 황정연 옮김. 서울: 황소자리.
- 지오바니 보카치오. 1999. 『데카메론』. 민동선 옮김. 서울: 청목사.
- 필립 지글러. 2003. 『흑사병』. 한은경 옮김. 파주: 한길사.

- Bech, Hans. 1913. *EinBeitrag zur Geschichte der Pestabwehr in süddeutschen Städten aus den Jahren1495 bis 1593*. Leipzig: Messerschmidt &Falk.
- Bergdolt, Klaus. 1989. *Die Pest1348 in Italien: Fünfzig zeitgenössische Quellen*. Heidelberg: Manutius Verlag.
- Biraben, Jean Noël. 1975. *Leshommes et la peste en France et dans les pays européens et méditerranéens*. Paris: Mouton.
- Brucker, Gene. 1977. "Florence and the Black Death". I*n Boccaccio, secoli di vita*, edited by Marga C. Jones andEdward F. Tuttle. Ravenna: Longo.
- Bucher, Silvio. 1979. "Die Pest in der Ostschweiz". *Neujahrsblatt* no.119: 7-58.
- Bulst, Neithard. 1989. "Krankheit und Gesellschaft in der Vormoderne. DasBeispiel der Pest." *In Maladieset société(XII-XVII siècles)*. Paris: Actes du Colloque de Bielefeld.
- Byrne, Joseph Patrick. 2004. *The blackdeath*. Westport: Greenwood Press.
- Campbell, Anna Montgomery. 1931. *The blackdeath and men of learning*. NewYork: Columbia Univ. Press.
- Carmichael, Ann G. 1983. "Plague legislation in the Italian renaissance".

Bulletinof the history of medicine no.57:508–525.

• _____. 1998. "Epidemics and state medicine in fifteenth century Milan". In *Medicine from the Black Death to the French Disease*, edited by Roger French.Aldershot: Ashgate.

• Carpentier, Elisabeth. 1962. *Une villedevant la peste: Orvieto et la peste noire de 1348*. Paris: S. E. V. P. E. H.

• Chase, Melissa P. 1985. "Fevers, Poisons and Apostemes: Authority and Experiencein Montpellier Plague Treatises." In *Science and technology in medieval society*, edited by Pamela O. Long. New York: The New York Academyof Sciences.

• Chiappelli, Alberto. 1887. "Gli Ordinamenti Sanitari del Comune di Pistoia contro laPestilenza del 1348". *Archivio Storico Italiano* no. series 4, vol. XX:7–24.

• Cipolla, Carlo M. 1976. *Publichealth and the medical profession in the Renaissance*. New York: Cambridge University Press.

• Davidsohn, Robert. 1956. *Storia diFirenze*. Florence: Sansoni.

• Gasquet, Francis Aidan. 1893. *The greatpestilence (A.D. 1348-9), now commonly known as the black death*. London: S. Marshall.

• _____. 1908. *The blackdeath of 1348 and 1349*. London:Bell.

• Goudsblom, J. 1986. "Public health and the civilizing process". *The Milbank quarterly* no. 64(2):161–88.

• Henderson, John. 1992. "The Black Death in Florence: Medical and CommunalResponses." In *Death intowns* edited by Steven Bassett. NewYork: Leicester University Press.

• Herlihy, David. 1967. *Medievaland Renaissance Pistoia: the social history of anItalian town, 1200-1430*. NewHaven: Yale University Press.

• Horrox, Rosemary. 1994. *The Blackdeath*. Manchester &New York:Manchester University Press.

• Höhl, Monika. 1987. "Gesetzgebung und Administration in Hildesheim im Zeichender frühneuzeitlichen Pestepidemien". *Alt-Hildesheim* no.58:33–46.

- Naphy, William G., and Andrew Spicer. 2000. *The Black Death : a history of plagues 1345-1730*. Stroud:Tempus.
- Nutton, Vivian. 1983. "The seeds of disease : an explanation of contagion andinfection from the Greeks to the Renaissance". *Medical history* no. 27(1):1−34.
- Procopius. 2014. *The Wars of Justinian*. Translated by H. B. Dewing. Indianapolis: HackettPublishing Company.
- Trexler, Richard C. 1991. *Publiclife in Renaissance Florence*. Ithaca: Cornell University Press.
- Tura, Angiolo di. 1933. *Cronacasenese attribuita ad Agnolo di Tura del Grasso, detta la Cronaca maggiore*.
- Twigg, Graham. 1985. *The Black Death : a biological reappraisal*. New York: Schocken Books.

chapter 03

조선총독부의 종두 정책

최규진

조선총독부의 종두 정책*

── 대만과의 비교를 중심으로

최규진 (인하대학교 의과대학 강사)

❶ | 들어가며

19세기 후반과 20세기 초에 동아시아는 과거의 중화적 세계 질서에서 벗어나, 자본주의에 기반한 근대적 세계 질서 속으로 편입되었다. 이 과정에서 제반 봉건 제도의 모순의 극복과 함께 근대적 개혁이 요구되었는데, 그러한 개혁의 방향을 제시하고 내용을 구성한 것은 다름 아닌 서양 문명이었다. 서양 문명의 수용에 있어서 특히 의학 분야는 부국강병이라는 국가적 과제를 달성하는 데 필요한 일종의 수단으로 인식되었고, 종교나 법, 제도와 달리 이념이나 가치관에 상관없는 기술적인 문제로 간주되었기 때문에 우선적인 관심의 대상이 되었다 (박윤재 2005. 13~14).

그러나 이는 서양 문명을 수용하고자 하는 측의 의도만은 아니었다. 동아시아에서 자신들의 영향력을 확대하기 위해 경쟁하고 있던

*본 글은 『국제고려학』 제15호(2014년)에 실린 글을 바탕으로 정리한 것임을 밝힙니다.

제국주의 열강들 또한 의학 기술을 필요로 하였다(curtin 1989). 동아시아 각국의 자주적인 수용이 본격적인 궤도에 오르기 전에, 근대 의학은 먼저 제국주의적 침략의 수단으로 등장하였다. 대만과 조선에서 이러한 역할을 수행한 열강은 일본제국이었다.

이것은 동아시아에만 국한된 현상은 아니었다. 19세기 말과 20세기 초는 세계적으로 제국주의 열강들이 세력 확장의 수단으로 위생 제도와 기술을 식민지에 주입하는 시기였다. 다만 영국을 중심으로 한 서구의 점령지의 경우, 점령을 위해 파견된 군대와 산업적 수탈을 위해 파견된 소수의 본국 인력을 보호하기 위한 실용적 목적으로 위생 제도가 존재했기 때문에 식민지 의학은 군진의학(軍陣醫學)과 열대의학(熱帶醫學)을 중심으로 구성되었다(飯島涉, 脇村孝平 2001; Arnold 1988). 이에 비해, 일본에 의한 동아시아 점령지, 특히 대만과 조선에서는 위와 같은 목적과 함께 행정적 통치를 위한 체제 개편 수단으로도 위생 제도가 활용되었다.

구체적으로 말해, 식민지 통치자들은 말라리아, 페스트, 콜레라처럼 식민지 군대와 본국 인력에 큰 피해를 가져올 수 있는 질병에 대한 통제 방법을 고민해야 했을 뿐만 아니라, 가장 광범위하게 피식민지인들에게 피해를 끼치고 있던 두창(痘瘡)[1]에 대해서는, 종두라는 확실한 수단이 있었던 만큼 통치 수단으로서의 유효성을 적극 고려할 수 있었던 것이다.

---

1 두창은 천연두(天然痘) 또는 마마(대만과 중국에서는 天花로 불림)라고 불리는 바이러스성 전염병으로, 잘 알려져 있듯이 18세기 말 에드워드 제너(Edward Jenner, 1749~1823)에 의해 기존의 인두법(人痘法)을 대체하는 우두(牛痘)를 통한 종두법이 개발되어 효과적인 예방이 이루어졌다. 인류, 특히 영유아에게 가장 치명적이었던 두창을 제어할 수 있게 한 제너의 우두술 발견과 보급은 사실상 최초로 질병에 대한 효과적인 의학적 통제를 보여준 '근대화의 상징'이라는 의미를 가진다. 그러한 만큼 우두술은 조선, 중국, 일본 등 동아시아를 비롯해 서양 이외의 나라에서 서양 의술의 효능을 뚜렷하게 인식시키는 역할을 했다.(황상익, 2013, 『근대 의료의 풍경』, 푸른역사, 12~37쪽 참조)

❷ │ 조선총독부의 주요 법정전염병 관리에 대한 분석: 두창을 중심으로

생물학적인 요인뿐만 아니라 사회, 경제, 정치, 문화 등 인간 사회 전반의 요인들이 건강에 영향을 미친다(Lalonde 1974). 이러한 이유 때문에 일제 강점기를 파악하고 그 성격을 규명하는 데 있어, 건강 상태를 파악할 수 있는 보건 위생과 관련된 자료가 적지 않게 활용되어왔다.

보건 위생 지표들을 활용하여 일제 강점기를 해석한 기존의 연구들은 대체로 이 기간 동안 조선인 인구가 지속적으로 증가하였다는 사실을 토대로, 그 주요 요인으로 위생 시설과 의료 혜택이 확충된 데 따른, 전염병 통제에 의한 사망률 감소 때문이라고 분석해왔다(황상익 2013b). 그러나 최근 일제의 위생 정책이 식민지에 기여한 바에 대한 회의적인 시각이 제시되고 있으며(강신익 등 2007, 202-208), 특히 황상익은 기존의 관점을 근본적으로 뒤엎는 시도를 하고 있다(황상익 2015, 252-277).

즉, 조선 거주 일본인과 조선인의 보건 위생 데이터를 분석·비교해 보면, 총독부가 보건 위생 분야 중에서도 가장 큰 노력을 기울였으며, 또 그만큼 성과를 거두었다고 선전했던 법정전염병 분야마저, 실제 조선인 환자는 "대부분 아예 파악조차 되지 않"았을 정도로, "전염병 예방과 관리에서 완전히 소외"된 상태였다는 것이다(황상익 2013b, 28-30).

본 연구에서는 그가 제시한 실증적 분석 방법이 일제의 위생 행정을 객관적으로 파악하는 데 있어 유용하다고 판단하여, 유사한 작업을 대만까지 확장해 적용해 보았다. 아울러 본 연구의 핵심 주제인 두창에 대해서는 보다 세밀한 분석을 진행하였다.

1. 대만총독부의 법정전염병 관리에 대한 분석[2]

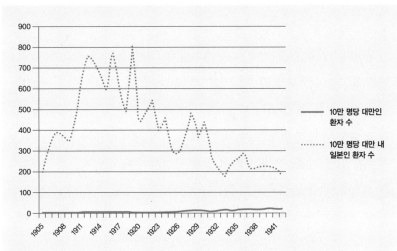

10만 명당 대만인
환자 수

10만 명당 대만 내
일본인 환자 수

그림1 장티푸스에 대한 대만인 환자 수와 대만 내 일본인 환자 수 비교

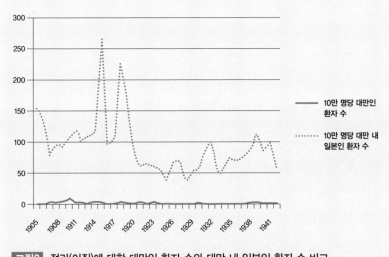

10만 명당 대만인
환자 수

10만 명당 대만 내
일본인 환자 수

그림2 적리(이질)에 대한 대만인 환자 수와 대만 내 일본인 환자 수 비교

---

2 각 그림은 『臺灣總督府統計書』 자료를 이용하였다.

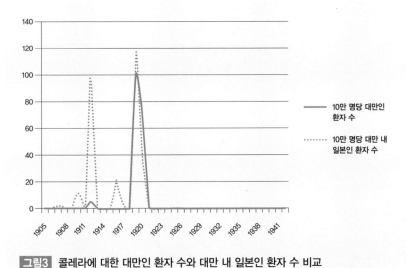

그림3 콜레라에 대한 대만인 환자 수와 대만 내 일본인 환자 수 비교

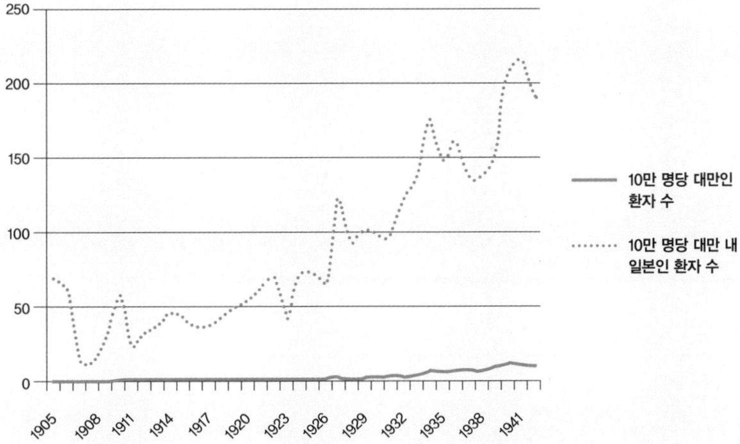

그림4 디프테리아에 대한 대만인 환자 수와 대만 내 일본인 환자 수 비교

위의 제시한 표에서 보듯이 식민지 시기 대표적인 법정전염병에 대한 대만인 환자와 대만 거주 일본인 환자 수를 비교해보면, 황상익 (2013b, 29-31)이 조선에 대해 분석한 결과와 동일하게 대만에서도 동아시아 전역에 대유행했던 1910년대 후반의 콜레라를 제외하고는 식민지 시기 전체 기간 동안 제대로 된 조사가 이루어졌다고 보기 어렵다. 위생 행정의 근간이라고 할 수 있는 환자 규모조차 제대로 파악되지 않았던 일제 위생 행정의 실상을 여실히 보여주고 있는 것이다.

2. 대만총독부의 두창 관리에 대한 분석

그렇다면 두창에 관해서는 어떠했을까?

[그림 5]에서 보듯이 우선 다른 통계와 달리 대만인 환자가 일본인

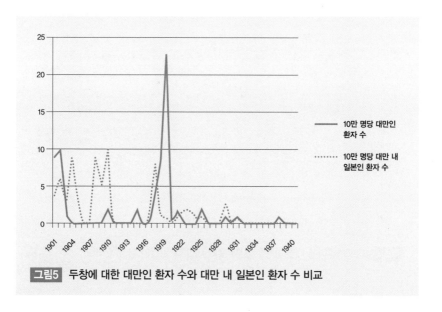

그림5 두창에 대한 대만인 환자 수와 대만 내 일본인 환자 수 비교

환자에 비해 많은 수가 집계되고 있는 것을 확인할 수 있다. 즉, 적어도 두창에 대해서만큼은 대만인 환자에 대해서도 실질적인 파악이 이루어졌다는 설명이 가능하다. 이러한 사실은 조선의 경우와 함께 놓고 보면 더욱 분명해진다.

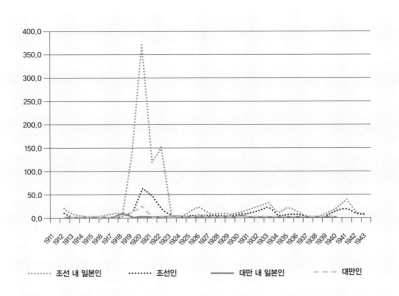

.... 조선 내 일본인   .... 조선인   ———— 대만 내 일본인   ─ ─ ─ 대만인

그림6 두창에 대한 대만인 환자 수, 대만 내 일본인 환자 수, 조선인 환자 수, 조선 내 일본인 환자 수 비교

[그림 6]은 1910년 이후 조선과 대만에서의 조선인, 조선 거주 일본인, 대만인, 대만 거주 일본인의 상황을 동시에 놓고 본 것이다. 조선내 일본인 환자 수와 대만 내 일본인 환자 수를 비교해보면, 두창 관리에 있어 확연한 수준 차이를 보인다. 표에서 점선이 보여주듯이 조선 내 일본인은 평균적으로 가장 높은 수치를 나타내고 있고, 대만 내 일본인은 거꾸로 가장 낮은 수치를 나타낸다. 적어도 각 식민지에

거주하는 본국(일본인) 환자에 대한 일제 당국의 조사는 신뢰할 만하다고 볼 때, 대만에서 훨씬 안적정인 두창 관리가 이루어졌음을 의미한다. 또한 [그림 5]에서 본 대만과 대조적으로 [그림 6]에서 조선인 환자가 조선거주 일본인보다 훨씬 적은 것은, 조선인 두창 환자에 대한 파악 자체가 제대로 이루어지지 않았음을 의미한다. 결론적으로 [그림 6]은 조선인 두창 환자가 실제보다 훨씬 낮게 조사되었음에도 불구하고, 조선인에 비해 대만인에 대한 두창 관리가 상당히 안정적으로 이루어졌음을 보여준다. 모든 법정전염병에 대해 똑같은 방법으로 비교·분석했을 때 대만과 조선에서 이러한 차이를 나타내는 것은 두창밖에 없다.

그렇다면 대만에서 전반적인 전염병 관리에 있어 조선과 마찬가지로 사실상 방치되다시피 했음에도 불구하고 두창만큼은 관리한 이유가 무엇일까? 그리고 그것이 가능했던 배경은 무엇일까? 반대로 조선에서 그것조차도 이루어지지 못한 이유는 무엇일까?

물론 조선과 비교해 10년 이상 앞섰던 일제의 식민 통치, 6분 1밖에 안 되는 면적, 4분 1 규모의 인구이기에 두창을 통제하는 데 비교적 수월한 측면이 있었을 것이다. 하지만, 그런 조건들조차 다른 질병과는 달리 오직 두창에 대해서만 대만에서 관리가 이루어진 부분을 설명하기엔 부족하다. 앞으로 더 많은 연구를 통해 보완되어야 하겠지만, 일단 여기서는 두 식민지에 대한 일제의 두창 관련 위생 행정의 전개 과정을 살펴봄으로써, 그 대략적인 이유를 파악해 보고자 한다.

❹ | 일제하 대만의 위생 행정과 종두 정책

1. 고토 신페이(後藤新平, 1857~1929)

　남만주철도주식회사 초대 총재로 잘 알려져 있는 고토 신페이는 초기 일제의 대만 통치에 있어서 핵심적인 역할을 한 인물로, 일본제국의 식민 통치를 논하는 데 있어서 빼놓을 수 없는 인물이다. 더욱이 일본의 일개 위생행정가였던 그가 대만 통치 과정을 통해 제국의 인정받는 식민 통치자로 거듭난 만큼, 의료와 식민 통치를 연관지어 살펴보는 데 있어 가장 큰 비중을 둘 수밖에 없는 인물이다.

　훗날 그가 갖게 되는 명성에 비해 고토의 출신 배경은 좋지 못했다. 이와테 현(岩手縣)의 가난한 하급 무사 집안에서 태어났으며, 당시 기준으로 보더라도 수준이 낮은 스카가와(須賀川) 의학교를 졸업하였다.[3] 일본의 중앙 권력은 사실상 메이지 유신을 달성하는 데 가장 큰 공을 세운 사쓰마, 조슈, 도사 등 서남번 지역의 개혁파 무사들에게 배분되었다.[4] 이 시기 고토와 같이 출신 배경이 좋지 않은 자들이 상층 권력으로 진출하는 방법은 메이지 정권이 자리매김하는 데 조금이라도 기여를 하거나, 어떻게든 인맥과 학벌을 쌓는 방법밖에 없었다.

　고토는 1877년 메이지 신정부에 대한 최대이자 최후의 반란인 세이난 전쟁(西南戰爭)이 발발하자, 반란 세력에 맞서 최전선에서 임시 병원

3　고토의 출신 배경 콤플렉스가 그의 삶에 영향에 끼친 영향에 관해서는 Michael Shiyung Liu(2009) 참조. ShangJen Li(2011)는 Shiyung Liu의 저서에서 고토가 좋지 못한 배경을 극복하고 정치적 야망을 달성하는 과정을 추적한 부분을 가장 높이 평가하고 있다.

4　메이지 초기 중앙 요직을 이들 지역 출신들이 완벽히 장악함에 따라 권력의 지역 편중 현상이 심하게 나타났는데 이를 일컬어 '한바쓰(藩閥) 정부'라고 부른다(高根正昭 1990, 103).

을 세우고 있던, 일본 군진의학의 효시 이시구로 타다노리(石黑忠悳)를 찾아간다. 그는 그곳에서 이시구로를 도우며 내무성 위생국장인 나가요 센사이(長與專齋)[5]를 비롯한 메이지 위생 행정의 중심 세력들과 인맥을 트게 된다(澤田謙 1943, 40-43). 고토는 그들과 접하며 그들이 무장하고 있던 '위생 행정'이라는 새로운 힘에 매료되었고, 아이치 현으로 돌아와서는 더 이상 환자 치료에 관심을 갖는 의사로서가 아닌 행정가로서의 행보를 추구하게 된다. 그는 1881년 아이치 현 병원장 겸 아이치 의학교장으로 승진하였고, 1883년에는 급기야 중앙 무대인 내무성 위생국에 입성하게 된다(澤田謙 1943, 64).

그의 적극적 행보는 거기서 그치지 않았다. 전문 의료행정가로서의 도약하기 위해 『국가 위생 원리(國家衛生原理, 1889년)』와 『위생 제도론(衛生制度論, 1890년)』 두 권을 연이어 출판한다.[6] 이렇게 위생국에서 착실하게 경력을 쌓은 그는 신분 상승을 위한 마지막 카드인 독일 유학까지 허가받는다.[7] 독일로 유학하여 근대 위생학의 대가인 페텐코퍼의 지도 아래 1891년 의사경찰 제도와 관련된 연구로 박사 학위를 받고[8] 1892

---

5 나가요 센사이는 일본에 서양 의학을 전달했던 네덜란드 군의 폼페(Johannes Lijdius Catharinus Pompe van Meerdervoort, 1829~1907)의 제자로서 나가사키의학교를 졸업하고 메이지 정부의 핵심 인사였던 이노우에 가오루(井上馨)의 알선으로 이와쿠라 사절단에 참여, 미국과 유럽에서 위생 행정에 대해 조사하고 일본으로 돌아와 2대 의무국장에 임명되어 메이지 초기 위생 행정을 이끌었다. '위생'이란 말도 그에 의해 일본에 처음 도입된 것으로 알려져 있다(김옥주, 타쿠야 2011: 534-535).

6 그의 대표작으로 불리는 『국가 위생 원리』는 독일의 의사이자 위생행정가인 Luis Pappenheim의 위생 정책에 관한 소책자 『Handbuch der Sanitatspolizei』(1886)를 거의 옮겨 적은 것에 불과했다(Liu 2009, 51).

7 메이지 초기 유학생들의 선택지는 독일뿐 아니라 영국, 프랑스, 미국 등 다양했지만 1890년대 전후로 일본에 "독일 바람"이 불었다. 1882년부터 1897년 사이 문부성 장학생으로 유학을 떠난 108명 중 88명이 독일을 택했다(Kim 2006, 92).

8 뮌헨대학(ludwig-maximilians-universität münchen) 사이트에 가면 고토의 박사 학위 논문 「Vergleichende Darstellung der Medizinalpolizei und Medizinalverwaltung in Japan und anderen Staaten」 원본을 직접 확인할 수 있다(http://epub.ub.uni-muenchen.de/2733/).

년 일본으로 돌아온다.[9] 그리고 결국엔 나가요의 뒤를 이어 내무성 위생국장에 임명된다. 그리고 3년 뒤, 대만의 4대 총독으로 임명된 고다마 겐타로에 의해, 대만총독부 민정국장으로 발탁되어 대만에 오게 된다.

하지만 고토가 대만에 오게 된 경위에 대해서 좀 더 면밀히 살펴볼 필요가 있다. 내지의 중앙 무대에서 승진 가도를 달리던 그가 대만 민정국장으로 온 것은 변방으로 밀려난 것이나 다름없기 때문이다. 그 과정에는 두 가지 시련이 작용했다. 독일에서 돌아온 고토는 위생경찰 제도를 개혁하기 위해 위생국에 소속된 위생경찰에 의료 업무 감독 권한을 부여하게 되는데, 이것이 의사들의 반대에 부딪히게 된다. 지역의 의사들뿐만 아니라 고토를 끌어주던 이시구로와 나가요마저 강력하게 반대했다(Liu 2009, 52). 특히 도쿄대학 의학부를 졸업하고 독일 유학을 다녀온 군진의학의 권위자, 모리오가이(森鷗外)는 그의 낮은 의학 교육 수준과 허술한 독일 유학 경험을 공격하는 글까지 발표한다(森鷗外 1952, 594). 엎친 데 덮친 격으로 소마 사건(相馬事件)이 터지게 되고 이에 연루되어 감옥살이까지 하게 되면서[10] 결국 자신이 기획

---

9 고토의 유학 기간은 길지 않았다. 1890년에 떠나 1891년에 박사 학위를 받고 1892년에 돌아온 것이다. 즉 1년여 만에 박사 학위를 딴 것이 된다. 그가 뮌헨대학에서 1년여 만에 박사 학위를 딸 수 있었던 것과 관련해서는 김회은(2006)의 연구를 참고할 필요가 있다. 독일에 유학온 의학도 중 동경대학 출신들은 대부분 베를린 대학을 선택하고 다른 대학 출신들은 뮌헨대학을 선택했는데 그 이유는 동경대 출신들은 이미 일본에서 최고의 권위를 인정받는 학위를 상당수 가지고 있었지만, 그렇지 못한 다른 대학 출신들은 학위를 잘 주는 뮌헨대학을 선택했다는 것이다. 심지어 한 학기만 등록하고 박사 학위를 받는 경우도 있었다고 하며 당시 뮌헨대학의 "학위 장사(buying)"는 유학생들 사이에서는 널리 알려져 있었다고 한다.

10 옛 나카무라 번의 번주 소마 도모타네(相馬誠胤)가 가족들에 의해 정신이상으로 몰려 감금된 사건으로 그의 가신이었던 니시고리 다케키요(錦織剛清)가 이를 부당 감금이라고 고발하면서 일어난 사건이다. 이후 1892년에 소마 도모타네가 병사하자 니시고리는 독살당했다고 주장하며 1893년에 가족들을 다시 고소하였고, 소마 가문은 니시고리를 무고죄로 맞고소하게 된다. 결국 니시고리의 금고 4년형이 확정되면서 사건은 마무리되는데 고토는 니시고리의 지원자 중의 한 명이었다(今津敏晃 2006).

했던 방향으로 위생경찰 제도를 추진하지 못한 채 위생국장 자리에서 물러난다.

그러나 얼마 지나지 않아 발발한 청일전쟁을 통해 재기의 기회를 잡는다. 이시구로는 감옥에서 풀려난 고토를 육군 중장으로 청일전쟁에 참전하고 있던 고다마 겐타로(兒玉源太郞)에게 추천하였고, 이를 통해 고토는 청일전쟁에서 돌아오는 배와 병사들에 대한 검역 책임을 맡는다. 그의 성공적인 업무 처리는 고다마에게 강한 인상을 남겼고, 3년 뒤인 1898년 고다마가 청일전쟁의 결과물인 대만에 총독으로 부임하자 그를 민정국장으로 초청한다.

대만 총독으로 부임한 고다마는 1891년 유럽을 시찰하고 돌아온 뒤 청일전쟁에 참전하여, 육군 중장으로 승진하며 본격적인 전성기로 진입하는 상황이었다. 그는 1898년부터 1906년까지 대만 총독이라는 관직을 가지고는 있었지만 그사이 1900년 제4차 이토(伊藤博文) 내각에서 육군상, 1903년 제1차 가쓰라(桂太郞) 내각에서는 내무상과 문부상을 겸임하였고, 1904년 발발한 러일전쟁에서는 만주군 총사령관으로서 전쟁을 승리로 이끌어 이듬해 참모총장으로까지 승진한다. 다시 말해, 대만에 있었던 시간 자체가 절대적으로 적었으며, 그가 내지에서 맡았던 다른 관직들에 비해 겸직하고 있던 대만 총독이라는 자리가 갖는 중요성은 크지 않았다. 사실상 1898년부터의 대만 통치는 민정국장(후에 민정장관으로 바뀜)인 고토에게 일임된 것이나 다름없었던 것이다(히데오 2004, 45).

2. 일제 대만 통치의 특성과 종두 정책

고토는 중앙 관직에서 밀려난 후 대만총독부 민정국장으로 온 만큼, 대만 통치의 성공 여부가 재기에 절대적인 의미를 가질 수밖에 없었다. 그러나 그가 부임하던 당시 식민지 대만은 재기의 발판으로 삼기에 그리 좋은 곳이 아니었다. 1895년 청일전쟁 후, 시모노세키 조약 체결로 청나라로부터 할양받은 대만은, 고다마와 고토가 오기까지 3년 동안 세 명의 총독이 바뀐 곳이었다. 가바야마 스케노리(樺山資紀), 가쓰라 다로(桂太郎), 노기 마레스케(乃木希典) 모두 일본 군부의 내로라 하는 인물들이었고, 이에 걸맞게 일본 정부도 대만 통치를 위해 총독에게 행정권, 사법권, 육해군의 지휘권은 물론, 특별입법권(六三法)까지도 부여했지만, 모두 대만을 안정화시키는 데 실패했다. 심지어 대만 매각설까지 거론되는 상황이었다(矢內原忠雄 1988, 8).

민중들의 저항도 거셌지만 대만의 열대성 기후와 열악한 위생 조건으로 인한 병력 손실 역시 큰 골칫거리였다. 1895년부터 1896년까지 주둔한 2만 5천 명의 군인 중 90% 이상이 질병에 시달렸으며, 2,014명이 질병으로 사망했다. 흥미롭게도 통치 초기 군인들의 관리를 위해 온 군의는 다름 아닌, 고토가 대만으로 밀려나는 데 한몫했던 모리 오가이였다. 결국 그는 대만의 위생 상황은 너무 열악해서 근대 의료를 적용하는 것이 불가능하다며, 실패를 인정하고 떠나야만 했다 (Liu 2009, 47).

민정국장으로 온 고토는 이 모든 난관을 해결해야 했다. 위생 행정에 대한 그의 기본 전략은 일본 위생국장이었던 당시 이미 세워져 있었다. 대만의 상황에 맞춘 그의 구체적 기획은, 기존의 군부 출신 총독들이 선호한 헌병경찰제와 보통경찰이 공존하는 이원 체제가 아닌, 민정부 산하로 집중되는 일원화된 문관경찰 체계를 갖추는 것이었다. 일본에서는 경찰력 강화에 반대한 의사와 위생 행정 관료들의 반발에 밀려, 위생경찰 제도를 기획한 대로 추진하지 못한 채 물러나고 말았지만, 고다마 총독으로부터 절대적 신임을 받는 대만에서 자신의 뜻대로 기획을 추진하는 것은 어렵지 않았다. 고토는 시간이 다소 걸렸지만 효과적인 토비 색출을 통해 군부의 통제를 받는 헌병경찰을 점차 축소하고, 내지 내각의 반대를 설득하여 문관경찰의 확장을 주 내용으로 하는 총독부관제 개정을 추진한다.[11] 이를 통해 민정부에 경찰본서가 설치되고, 경시총장을 경찰본서장으로 삼고, 경찰본서장이 경찰 사무에 관해 직접 각 청장을 지휘토록 함으로써, 모든 권력이 민정부로 집중됨은 물론, 중앙에서 지방에 이르는 문관경찰 조직의 일원화가 이루어진다. 이와 동시에 서장 직속의 서무, 고등경찰과 이외에 경무, 보안, 위생 3과를 배치함으로써 일본에서 추진하지 못했던, 경찰에게 위생 업무에 관한 강력한 감독 권한을 부여한 위생경찰 체계를 완비해 나간다(손준식 2010, 57).

그는 경찰 제도를 중시했지만 의료의 시행에 있어서 근대 의학으로 무장한 의료인에 의한 접근이 중요하다는 점을 간과하지 않았다. 즉, 위생경찰의 감독과 의사의 의료 시행을 통해, '생물학적 원리'에 입각

---

11 이러한 경찰 제도의 완비는 문관경찰 중심의 치안 체제가 계속 확충되고 항일 무장 투쟁도 점차 약화됨에 따라, 대만헌병대의 규모도 대폭 감축되어 군사경찰 임무만 수행하는 기구로 소수만이 존속하게 되는 1900년대 초반에 이르러 완성된다(손준식 2010, 57).

한 '국가 위생'을 달성하겠다는 것이 그의 전략이었다.[12] 이를 위해 그가 고안했던 것이 바로 공의 제도였다. 의료 서비스 제공을 공적 기구화하여 일반 개인의 위생까지 국가가 개입할 수 있도록 기획한 공의 제도는, 그가 직접 강조했듯이 위생경찰과 함께 식민지 통치에 없어서는 안 될 "수레"의 "한 쪽 바퀴"였다(台灣協會會報 1901). 고토가 대만에 오기 전인, 대만의 위생고문을 맡게 된 1896년부터 추진한 제도가 바로 독일의 Feldsher(field doctor) 제도에서 따온 공의 제도였다(Liu 2009, 61). 사실상 일본제국 내에서 최초로 실시되는, 이 공의의 임무 중 그가 가장 우선순위를 둔 것이 바로 종두법의 시행이었다(鈴木哲造 2007, 157). 거꾸로 전국적인 종두 접종의 실시를 위해 공의 제도를 도입한 것이었다고 볼 수 있을 만큼 고토는 종두 접종을 대만 통치의 중요한 수단으로 고려하고 있었다(Liu 2009, 67). 이를 위해 일본에서 근대식 의료를 익힌 의사 70여 명을 대만에 파견하여 종두 접종을 추진한다. 물론 일본이 점령하기 전에 대만에 두창에 대한 대책이 없었던 것은 아니었다. 그러나 청대 대만에서 시행되었던 종두는 유료였을 뿐 아니라 인두법이었기 때문에, 효과가 제한적인 동시에 위험 부담도 많았다. 이에 비해, 고토에 의해 추진된 공의를 통한 종두는, 상대적으로 안전한 우두를 통한 무료 접종이었다.

그러나 무료로 한다고 해도 대만 민중을 바로 종두 접종으로 포섭하기는 쉽지 않았다. 점령자인 일본인 의사들에게 몸을 맡기기를 두려워한 부녀자들과 아동들은 종두 접종을 피해 도망가기 일쑤였고,

---

12 고토가 말한 '생물학적 원리'에 입각한 통치란 대만에 대한 과학적 조사를 통한 현지 실정에 맞는 정책을 제정하고 점진적으로 시행하여야 한다는 의미로서, 무단 통치와 대비되며 흔히 무방침주의로 불리지만(김영신 2001, 190–191) 본문을 통해 확인할 수 있듯이 사실 피식민지인 개인 단위까지 침투한 치밀한 통제 전략이라고 볼 수 있다.

일본 공의들의 무료 접종으로 인해 자신들의 생업에 침해를 받게 된 대만의 전통 의료인, 즉 의생(醫生)들은 "지금은 공짜로 해주는 것처럼 말하지만 5년 뒤에 자신이 받는 돈보다 세 배나 많은 돈을 징수한다."는 등의 유언비어를 퍼뜨려 이를 방해했다.[13] 이런 저항은 위생경찰의 강제력으로 개선될 수 있는 문제가 아니었다. 고토는 보갑제(保甲制)와 본도(대만) 출신 의생의 종두 시술 허용이라는 두 가지 방책을 활용하여 이를 극복해 나간다.

보갑 제도는 일제의 대만 식민 정책이 가진 가장 특색 있는 제도라고 할 수 있다. 송대에 시작해 청대에 이르러 완성된 이 제도는, 보통 100가구가 모여서 1개의 갑을 이루고 10개의 갑이 모여서 1개의 보를 이루었는데, 각 단위의 우두머리는 치안을 책임지고 지방의 호적을 기록했다. 아울러 중앙 정부의 정보원 역할까지 맡았다. 지방에 대한 중앙 정부의 통제력이 서서히 약해지기 시작한 19세기 중엽에 소멸됐는데, 1898년 8월 고토에 의해 보다 정교한 형태로 부활된다. 10호를 1갑으로 10갑을 1보로 하여 보다 조밀한 형태를 갖추었다. 갑장은 갑 내 가장(家長)들이, 보정은 보 내 갑장들이 선출하는 방식으로 규정했으나, 실제로는 대부분 경찰이 "적합한" 인물을 골라 임명하였다. 명목상 호구 조사와 촌락 출입자 감시, 자연재해와 화재 경계 등을 강조하였으나, 토비초항책(土匪招降策, 1898년 6월)과 비도형벌령(匪徒刑罰令, 1898년 11월)과 함께 제정된 것이 말해주듯, 이전 총독들이 진압하지 못한 항일 운동을 와해시키고자 하는 데 주된 목적이 있었다. 즉, 지역 민중들에게 연좌 책임을 지움으로써 생존 공간이 축소된 항일 분자의

---

13 台北縣深坑街의 公醫 太田中書가 1901년 3월에 작성한 「公醫報告」의 내용.

투항을 유도하는 역할을 한 것이다. 보갑 제도가 완비됨으로써 경찰 본서, 청 경무과, 지청 파출소, 보갑에 이르는 5단계 체계를 갖추어 엄밀한 감시망을 구축한다. 즉 "민정부 → 경찰본서 → 청 경무과 → 지청 파출소 → 보갑"에 이르는, 민정장관을 꼭지점으로 하는 '문관경찰 정치'의 틀이 완성된 것이다.[14] [15]

이러한 보갑 제도가 안착하기 위해서는, 범연추(范燕秋)가 보갑 간부인 보정(保正) 장여준(張麗俊)의 일기를 분석하여 밝혀냈듯이, 위생 행정과 밀접한 연관을 맺으며 운용되어야 했다(范燕秋 2005, 151-178). 다시 말해 지역의 항일 세력을 색출하고, 개개인 단위까지 식민 행정을 침투시키기 위한 목적으로 부활시킨 보갑 제도가 안착하기 위해선, 그 목적을 가린 채 작동시킬 만한 기제로서 위생 행정이 필요했고, 역으로 그 위생 행정이 제대로 돌아가기 위해선 보갑 제도가 필요했다. 위생 행정과 보갑 제도가 맞물려 전개되는 데 있어 종두 접종의 역할은 컸다. 이는 여러 공의 보고를 통해 확인할 수 있는데, 경찰이 직접 종두를 강제하는 것보다 지역의 상층 계급인 "보갑 간부나 가장장(街庄長)과 같은 사신 계층(士紳階層)을 동원하여 종두를 권유함으로써 예년보다 훨씬 양호한 성적"을 거둘 수 있었다는 보고가 이어졌다(鈴木哲造 2007, 161).

그러나 초기의 민중 저항에 내로라하는 군장성들이 혀를 내둘렀던 대만이었던 만큼, 민중들의 반일 감정을 단번에 가라앉힐 수는 없

---

14 보갑 제도를 통한 경찰 조직의 체계 완비 과정에 대해서는 손준식(2010, 55-57) 참조.
15 보갑 제도의 효과는 투항하거나 체포된 숫자를 통해서도 확인된다. 보갑 제도를 중심으로 한 토비 색출이 시작된 이후 1898년만 대북의 陳秋菊 등 1,300여 명, 의란의 林火旺 등 300여 명이 투항하였고, 士林의 簡大獅 등 600여 명이 귀순하였다. 1899년에는 대남 현에서만 투항한 자가 2,100여 명에 달했다(黃秀政 外 2002, 172).

었다. 아무리 문관경찰이라고 하는, 이전의 군대의 힘을 통한 장악과는 다른 성격의 집행자를 내세웠고, 보갑 제도를 통해 직접적인 경찰의 접촉을 줄이는 대신 지역의 상층 계급을 통한 접근을 꾀했다 하더라도 피식민지인의 입장에서 일본인 의사에게 몸을 맡긴다는 것은 그리 쉬운 일이 아니었다. 종두 접종을 보다 확대하기 위해선 이러한 문제를 해결해야 했다. 이에 따라 일본인 공의가 대만인 의생을 교육하여 직접 종두를 시행하는 방안이 추진된다. 1901년 공식적으로 의생을 제도권 안으로 끌어들여 공의의 감독하에 종두 시행을 허락한다.[16]

연도	총인구	총 접종자 수	선감(접종 성공)	두창 환자
1897	–	57002	34570	401
1898	–	21141	13186	282
1899	–	49712	33717	398
1900	–	85026	59224	416
1901	–	147271	105103	261
1902	–	185063	139690	285
1903	–	204364	135539	39
1904	–	198783	137422	0
1905	3123302	202440	143065	23
1906	3156706	193716	160007	19
1907	3186373	128269	82944	0
1908	3213996	162507	146553	28
1909	3249793	124175	115485	15
1910	3299493	137562	125518	102
1911	3369270	126851	119769	3
1912	3435170	142242	134007	4
1913	3502173	130899	123546	0
1914	3554353	192244	146897	24
1915	3569842	156481	135113	80
1916	3596109	128674	121282	0
1917	3646529	120941	113687	2

표1 대만의 일제 강점기 초기 종두 접종자 수 및 두창 환자 발생 추이(臺灣省五十一年來統計, 조선과 대만 모두 두창이 재유행하는 1918년 이전까지 정리한 것)

16 대만의 초기 위생 행정에 대한 연구를 진행한 鈴木哲造는 이러한 모든 제도가 결합되어 기능을 하기 시작한 1901년을 대만 위생 행정의 전환점으로 보고 있다(鈴木哲造 2011).

[표 1]을 보면, 1901년부터 종두 접종자가 전년 대비 80%나 증가한 것을 확인할 수 있다. 같은 비율로 접종이 제대로 이루어진 선감(善感) 접종자도 늘고 있으며, 증가 추세이던 두창 환자도 1901년부터 감소 추세로 돌아서게 된다. 이는 위생경찰의 배후 지도하에 보갑장들의 지역촌민에 대한 통제가 정착되어가고 있었던 데다, 바로 이때부터 공의의 지도하에 대만인 의생에 의한 종두 접종이 실시됨에 따라 얻어진 성과였다(鈴木哲造 2007, 163–164).

본도 출신 의생의 종두 시술 허용은 그것이 종두 시술에 있어서 대만 민중에 대한 접근성 측면에서도 필요했지만 일본 내지 의사의 지속적인 공급이 어려웠다는 이유도 크게 작용했다. 그러나 그냥 허용한 것은 아니었다. 종두만을 위해서는 아니었지만, 본도 출신 의생의 활용이 적극 검토됨에 따라 검증된 의생을 선별할 필요성이 생겼고, 이에 따라 1901년부터 〈대만 의생 면허 규칙(臺灣醫生免許規則)〉이 시행되었다. 아울러 총독부의 의료 정책을 지속적으로 추진할 본도 출신 의사를 양성하기 위한 목적으로 1897년 고토의 적극적 지원하에 야마구치 히데타카(山口秀高)가 세운, 대만토인의사양성소(臺灣土人醫師養成所)를 1899년 대만총독부 의학교로 개칭하며 본격적인 의학 교육 사업을 추진한다(山口秀高 1898). 이러한 변화는, 위생 행정을 맡아 추진할 의료인의 지속적 공급과 대만 민중의 반일 감정을 누그러트리려는 측면 외에도, 식민 통치에 협조적인 중간 계급을 생산할 수 있다는 장점 또한 가지고 있었다. 결과적으로 이들의 협력에 의해, 일제 강점기 내내 지속적으로 실시된 종두 접종에 대한 민중들의 거부감은 상당히 감쇄될 수 있었다(Liu 2004).

일제의 대만 식민 통치 특징을 '문관경찰 정치'라고 부를 수 있고,

그 경찰에 의한 피식민지 개개인 단위까지 포섭한 "성공적인 통치"였다고 말할 수 있다면, 이에는 보갑 제도, 위생 행정 그리고 종두 접종의 성공적 시행이 주요했다. 그리고 무엇보다 경찰 제도, 위생 행정, 보갑 제도, 종두 시행이 유기적으로 결합되어 운용되었기에 가능했다. 즉 경찰 제도와 위생 행정이 보갑 제도를 통해 안착되고, 이를 통해 개개인 단위까지 파악이 가능해지고, 민중 회유와 항일 세력 색출과 감시의 효과를 낳고, 이는 헌병의 개입 여지를 감퇴시켜, 결국 고토의 통치 시기 내(1898~1906)에 원하는 대로 일원화된 문관경찰 체계가 기능할 수 있었던 것이다. 종두 시행이 대만 사회에서 어느 정도 범위까지 활용되었는지 살펴봄으로써 이를 다시 한 번 확인할 수 있다.

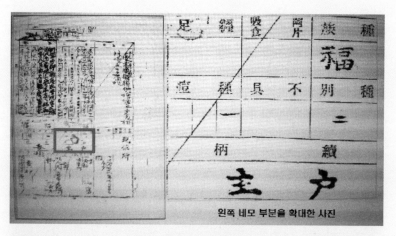

그림7 대만의 일제 강점기 호구 조사부(臺灣法實證研究資料庫, 日治時期戶口調查簿, 資料編號 : C_0007_005, 資料發生時間 : 1911.10.30.)

대만은 1905년 일본 내지보다 앞서, 일본제국 내에서 최초로 전국적 호구 조사가 실시된다. 바로 이 호구 조사는 위에 언급한 종두 시행을 구심점으로 경찰 제도, 보갑 제도, 공의 제도가 견고하게 맞물려 작동했기에 가능한 일이었다. 이를 증명이라도 하듯 대만의 호구 조사부에는 가장 중요한 항목으로서 종두에 대한 시행 횟수, 심지어 양성(陽性) 및 불감(不感) 여부까지 상세히 기록되어 있다. 바로 공의들이 매달 보고하는 공의 보고(公醫報告)가 그 호구 조사와 각종 통계의 기원이자 가장 중요한 자료였다[17] 공의들의 보고는 단순히 위생과 관련된 것에 그치지 않았다. 보갑 조직의 상황 보고 등 식민 통치를 위해 중요한 치안 정보 또한 포함하고 있었다(鈴木哲造 2007, 153). 각 지방청에 소속된 경찰들은 공의와 보갑장들로부터 이러한 정보를 취합해 민정국으로 올려보냈고 고토는 이를 바탕으로 식민지 대만의 전체 상황을 파악할 수 있었던 것이다.

1906년 고토는 마치 대만 통치에 부정적이었던 동경대파에게 보란 듯이[18] 재정 자립을 선언하였고, 이후 대만은 본국 재정에 기여할 정도로 "본국 재정 및 경제에 있어 가장 가치 있는 식민지"가 된다(矢內原忠雄 1929, 188). 물론 이는 잘 알려져 있듯 아편, 장뇌, 소금 등의 전매 정책이 있었기에 가능했다.[19] 전매 제도는 중간 상인층들을 비롯하여 이에 관계된 민중들의 반발이 따라오기 때문에 함부로 시행할 수 없는 제도였다. 그만큼 고토의 대만 장악이 완벽에 가까웠다는 반증이기도 한 것이다. 이러한 사회·경제적 안정화를 바탕으로 고토는 이전 총독들이 엄두도 못 내던 대대적인 토지 조사 사업, 타이페이 도시 건

---

17 고토가 1898년 대만에 직접 온 후 1896년 자신의 건의로 만들어졌던 공의 제도에 대한 개편을 단행하는데 그 중심 내용은 철저한 보고 업무의 강화였다(鈴木哲造 2007, 148).

18 고토를 낮게 평가하던 모리 오가이가 발언한 것과 유사하게, 동경대 출신 학자들은 대만은 질병에 걸리기 쉬운 기후 조건과 대만인들의 후진적 관습 때문에 통제 불가능하다고 주장했다(竹越與三郎 1905, 468).

19 1898~1907년 아편의 전매를 통한 실제 순수입은 매년 약 124만 엔 정도로 1897년 기준 총독부 세수 총액의 절반에 이르는 금액이었다(문명기 2009, 99).

설, 대만 은행 창설, 화폐 정리 사업, 대만 종관 철도(縱貫鐵道)와 항만의 건설 등 굵직한 사업을 거침없이 추진해 나간다. 조선과의 비교 연구를 진행한 Edward I-Te Chen이 지적하듯이 대만에서의 이러한 행정들은 조선보다 견고한 관제적인(bureaucratic) 사회가 구축되었고, 그 중심에 보갑 제도가 있었기에 가능했다(Chen 1970). 그리고 지금까지 살펴보았듯이 그 보갑 제도를 바탕으로 한 관제적인 사회가 "순조롭게" 돌아가는 데, 종두 접종의 역할은 적지 않았다.

❺ | 일제 강점기 조선의 위생 행정과 종두 정책

1. 일제식 종두 관련 정책의 정립 과정

시기적으로 보면, 대만과 조선에 종두가 보급되고 국가 권력에 의한 위생 제도로서 적극 수렴된 것은 모두 1890년대의 일이다. 하지만, 대만의 경우 우두를 통한 종두 시행은 1896년 〈종두 수속〉을 시작으로 1906년의 〈대만 종두 규칙〉 제정과 1911년의 각종 세부 규칙을 통한 표준화와 구체화라고 하는 일련의 과정을 통해 추진된, 철저하게 일제에 의한 것이었던 반면(沈佳姍 2011), 조선의 경우는 달랐다. 아직 일제의 식민 통치가 시작되지 않았던 조선에서는 조선 정부가 주도적인 입장에 서 있었다. 대략적으로 살펴보면, 지석영으로 대표되는 조선인에 의한 우두 보급의 노력이 1880년대부터는 조선 정부의 본격적인 우두 정책으로 이어져, 1895년에는 갑오·을미 개혁을 계기로 〈종두 규칙〉(고종 32년 10월, 1895년 내부령 제8호)과 〈종두의 양성소 규정〉(고

종 32년 11월, 1895년 칙령 제180호)이 발포되는 동시에, 내부위생국에 위생
과가 설치되어 종두를 전담하게 되었다. 이어 1899년에는 〈두창 예방
규칙〉(광무 3년 9월, 1899년 내부령 제24호)이 제정되고, 수도인 한성에는
종두 접종 시설로서 한성종두사가 설치되었다.[20] 대한제국의 거의 모
든 정책을 부정한 일제도 우두 사업만은 인정할 정도로 그 기반은 거
의 다져지고 있었다(朝鮮統監府施政年報 1908, 383).

　그러나 일본 제국주의의 조선 침탈이 시작되면서, 종두 사업의 주
도권은 일본으로 넘어가게 된다. 조선에서 통감 정치를 시행한 일본
은 1906년 경무국 산하에 위생과를 설치하고 조선의 모든 위생 관련
업무를 장악하는데, 그중에 강제적인 우두 접종이 포함되어 있었다.
그리고 조선이 일본의 공식적인 식민지로 전락한 1910년 이후의 종
두 정책 또한 적어도 1923년 〈조선 종두령〉이 반포될 때까지는 기본
적으로 통감부 시기의 제도를 답습한 것이었다. 즉, 종두에 대한 조선
의 자주적 수용 노력은 상당한 수준까지 진행되고 있었지만, 통감 정
치 이후 1906년부터 본격화된 일제에 의한 조선의 종두 행정은 대만
과 유사한 형태로 일제에 의해 강제되었다. 적어도 법규나 행정 규칙
의 조문의 차원에서는 대만에서 완성된 제도를 그대로 조선에 이식하
였다고 해도 과언이 아니었다(朝鮮總督府警務總監部衛生課編 1917; 小串政次
1921). 하지만 구체적인 전개 양상에 있어서는 차이를 보이게 된다.

---

20 대한제국의 주체적인 종두 정책의 시행 과정에 대해서는 황상익(2013, 23–62) 참조.

2. 헌병경찰제

일제는 대만에서와 마찬가지로 조선에 진출하는 초기부터 가장 중요한 위생 정책으로 우두법을 강조하였다(內部衛生局 1909, 22). 일제는 1895년 반포된 종두 규칙을 인정하고, 종두인허원을 우두 시술자로 활용하는 등 이미 상당한 틀을 갖추고 있던 대한제국 정부의 우두 정책을 채용하는 듯한 모양새를 취했다. 하지만 곧 '일제에 의한' 행정으로 바꾸어 나간다.

1907년 7월 24일 한일신협약(정미7조약)이 체결됨에 따라 일제가 한국의 경찰권을 실질적으로 장악하게 된다. 이에 따라 위생경찰 업무를 담당했던 경무고문의(警務顧問醫)도 경찰의(警察醫)로 개칭하고 부분적으로 조선인 회유를 위한 조선인 진료를 시작한다. 이에 맞추어 강제적 종두 접종도 점차 시행되는데, 이 시점부터 대한제국 시절의 종두 접종과는 차별점을 드러내며, 종두 접종을 추진해 나간다. 이는 한일신협약으로 경무고문에서 경무총감이 된 마루야마(丸山重俊)가 1908년 1월 29일 공포한 무료 종두 접종 광고를 통해 엿볼 수 있다. 대한제국 시절 행해진 종두 접종이 유료였다는 점을 간파하고, 대한제국에 대한 언급은 한마디도 하지 않은 채 자신의 지시하에 경시청 주도로 무료 접종을 대대적으로 시행한다는 사실을 강조하고 있다.[21] 아울러 기존 대한제국의 종두 시행자였던 종두위원 30여 명을 "필요가 없다"는 이유로 "폐지해나갈 것"이며, 이를 한일신협약 이후 경무고문의에서 이름을 바꾼, 경찰의로 대체하겠다는 계획을 발표한다.[22] 대만에

---

21 官報, 隆熙二年(1908년)二月四日, 第三千九百八十八號
22 황성신문, 1908.2.13, 種痘委員廢止

서는 정부 차원의 우두 접종 시행이 없던 상황에서 일제가 실시한 것이었던 데다, 기존의 의생(전통 의료인)들을 지도하고 교육하여 제도권 종두 시행자로 포섭하는 데 적극적이었던 반면, 조선에서는 이미 실시하고 있던 제도와의 차별점을 강조하는 것을 넘어, 기존의 실무 인력마저 배제하려는 방침을 택했던 것이다. 이런 배제와 강제만이 부각된 접근은 반일 감정을 부추길 수밖에 없었고, 그만큼 종두 접종은 순조롭게 이루질 수 없었다(磯野愼吾 1909).

통감부 시기부터 정비되었던 경찰 제도는 병합과 함께 또 한차례 변화를 겪는다. 병합 직후 1910년 10월 1일 칙령 358호로 〈조선총독부 경찰관서 관제〉가 공포됨에 따라, 조선 주둔 헌병사령관이 경무총감에 임명되고, 각 도의 헌병대장이 도 경찰부장을 겸임하는 등 군의 통제를 받는 헌병에 의한 경찰제가 자리잡는다. 병합 전후 여러 단계를 거쳤지만 결국 위생 관련 모든 사무가 위생국이 아닌 경무총감부로 집중되었고, 군대에 의해 장악된 경찰 행정 속에서 이루어지는 위생 행정인 만큼, 그 운영 역시 단속을 위주로 한 경직된 형태로 고착화될 수밖에 없었다(박윤재 2002, 221). 즉, 외면상으로는 대만과 유사한 경찰에 의한 일원화된 위생 행정 체계였지만 그 성격면에서 문관경찰과 헌병경찰이라는 차이를 갖게 된 것이다. 그 질적 차이를 정량화하는 것은 어렵겠지만, 앞으로 살펴볼 위생 행정과 종두 시행의 전개 상황 속에서 종두 시행이 가진 '회유'와 '효율적 통제'의 기능이 작동하지 못하고 대만보다 상대적으로 '강제'와 '단속'의 기능이 부각되는 모습을 확인할 수 있을 것이다.

3. 동인회의 배제

조선의 상황은 대만에 비해 제도나 문화적인 측면에서도 그러했지만, 실질적인 종두 시행을 행할 인력 부분에 있어서, 일제가 종두 정책을 추진하기에 훨씬 수월한 상황이었다. 대한제국에서 고용한 종두위원과 종두인허원이 있었을 뿐만 아니라 민간 차원에서 일제의 식민 통치에 협조하겠다는 취지로 만들어진 일본인 의사 조직 '동인회'가 있었다.[23] 이러한 목적에 맞게 통감부 시절 일찌감치 일제에 의한 의학 체계 재편 과정에서 주요한 역할을 수행하며, 일제의 조선 침투를 유연하게 보조하고 있었다. 그리고 동인회는 고토만큼이나 우두의 의학적·정치적 실효성을 인식하고 있었다. 통감부의 조선 장악이 시작되자 조선의 위생 사업 중 "가장 급하고 서민에 미치는 이익도 가장 넓은 것"이 종두 사업이라며, 조선 각지에 자신들이 의사를 파견하고 그 의사들로 하여금 우두법을 실시하겠다는 제안을 한다.[24] 하지만 통감부는 끝내 이를 받아들이지 않았다.

이러한 측면은 동인회의 한성병원 인수 시도와 총독부의 자혜의원 설립 과정에서도 드러난다. 동인회는 한성병원을 인수하여 자리를 잡은 후 지방으로 업무를 확장하려는 계획으로 일본 정부에 인수안을 제출했으나 "군의의 파견이 향후 수년간은 더 요청된다."는 서울 공사관 측의 의견에 의해 실패하고 만다.[25] 1909년 자혜의원이 건립되면서 군의의 장악과 동인회의 배제 경향은 극에 달한다. 조선주차군 군의

---

23 동인회와 관련해서는 丁蕾(1999) 참조.

24 1906, 「佐藤博士の渡韓」, 同仁 2, 1—2쪽

25 박윤재(2002, 93). 이 부분과 관련해 해군과 육군의 대립, 그리고 군부 출신과 비군부 출신의 대립의 문제가 작용하진 않았는지에 대해 추가 연구가 필요하다.

부장으로 조선에 온(강점 후 총독부의원장이 됨) 후지다 쯔구아키라(藤田嗣章)는 자혜의원 건립을 추진하며, 모든 원장은 물론 대부분의 소속 의사들마저 군의들로 채운다. 이 과정에서 동인회는 철저히 배제되었을 뿐 아니라, 이미 평양과 대구에 자리잡고 있던 동인의원마저 자혜의원에 넘겨주어야 했다. 물론 동인회의 목적은 명백히 식민 통치의 보조였으며, 조선과 만주의 철도 건설과 관련된 일본인을 치료하는 것이 주된 활동이었으나, 의료로써 진출 지역의 피식민지인을 '회유'해야 한다는 목적의식은 뚜렷했다(박윤재 2003, 116). 이와 관련해 선행 연구를 한 박윤재가 지적하고 있듯이 동인의원의 폐쇄는 향후 총독부의 의학 체계 운영이 군사적으로 재편되는 것을 의미했다(박윤재 2002, 173-174).

군의와 동인회의 갈등을 보여주는 또 하나의 예로 후지다와 야마네(山根正次)의 대립을 들 수 있다.[26] 조선 주둔 일본군 군의부장 후지다는 동인회 소속이자 위생국 고문격인 야마네를 배제하기 위해, 위생국에 가더라도 실무 기사만 밖으로 불러내 논의를 진행할 정도였다. 야마네는 내지의 종두법안위원회의 투표 관리자를 맡을 만큼 일제의 종두 정책에 깊이 관여했던 인물로,[27] 위생 정책에 있어 수도 보급 확대 등과 같은 보다 근본적인 접근을 주장하는 인물이었다. 그는 1910년 조선총독부 내무부 위생과에서 '위생강화회'를 열었을 때에도 조선의 위생 개선의 시급함을 강조하며, 그 첫째로 종두 보급을 꼽았다.[28] 물론 여기에는 조선을 미개하게 보는 철저한 식민자의 시선이 담겨 있지

---

26 후지다(藤田嗣章)와 야마네(山根正次)의 대립에 관해서는 佐藤剛藏(1956, 39) 참조.

27 第25回 帝國會議 衆議院, 1909.3.10., 種痘法案委員會議錄

28 1910년 12월 11일자 매일신보

만, 후지다의 군사적 강제를 통한 억압적 위생 행정보다는 높이 살 만한 것이었다.[29] 마치 대만에서 고토에 의해 문관경찰 중심으로 개편되며 군부의 영향력이 축소된 경험[30]의 반편향인 양, 조선의 위생 행정은 후지다에 의해 철저히 군의 중심으로 관철된다. 상징적이게도, 이런 흐름 속에 동인회 부회장이었지만, 한때 육군 군의감까지 지냈던 사토 스스무(佐藤進)마저 대한의원 원장에서 물러나게 되고, 병합 이후 대한의원이 조선총독부의원으로 개칭되면서, 원장 자리는 후지다의 몫이 된다.

4. 공의 제도

대만에서는 1896년 군정을 종결하고 민정을 선언한 지 얼마 지나지 않아 고토의 제안으로 공의 제도가 실시된 반면, 조선은 1914년이 되어서야 공의 제도가 실시된다(〈공의 규칙〉 반포는 1913년). 물론 그 이전에, 앞서 기술한 통감부 체제 아래에서 경찰의가 있었지만, 그들은 그 이름이 말해주듯이 경찰 가족을 돌보는 데 우선순위가 있었고, 그 수도 조선의 지역 민중들을 감당하기엔 턱없이 모자랐다. 또한 자혜의원마저도 일본인 거주자들을 위한 치료 중심 병원 역할에 급급했기 때문에, 지방의 의료와 위생 행정에 대한 대책으로서, 이미 대만에서 원활히 시행되고 있는 공의 도입이 논의되는 것은 당연한 절차였

---

29 후지다의 방식은 조선의 방역 대책에 대한 그의 발언을 통해 잘 드러난다. "경성 내에 구소를 정하고 거기에 담당 순사를 배치하고 그 담당 구역 내의 책임을 분담시켜 엄밀하게 명령하는 동시에 그 구내 인민으로 하여금 명령을 존봉하게 해야 한다."(김정명, 神川彥松 1964, 1291)
30 실제 후지다는 군의로서 1895년부터 1902년까지 대만에서 근무했다.

다. 이를 통해 137명의 공의가 파견된다. 하지만 공의의 성격은 다분히 모호했다. 공의는 소액의 월급을 받았지만 사실상 개업의였다. 약품이나 기기류는 자비로 마련해야 했으며, 관사도 제공되지 않았다. 다만 빈민 환자 치료에 사용된 약품 비용만 지방비에서 지급받는 형태였다.[31] 대만에서의 공의는 정보원이자 공공 위생의 최종 집행자로서, 관리자적 성격이 강했던 것과는 대조적이었다. 그만큼 공의에 대한 감독 책임을 맡고 있는 경찰과의 마찰이 잦을 수밖에 없었을 뿐만 아니라, 대만에서처럼 지역 사회의 가장 깊숙한 실정을 파악해 보고해주는 역할을 기대하기란 불가능했다.

5. 인구 조사

조선의 일제 초기(1920년 이전) 위생 행정의 틀은 살펴본 바와 같이 군의와 헌병경찰제에 의한 억압적 위생 행정으로 점철되었고, 지방의 말단에서는 오히려 개업의 성격이 강했던 공의가 존재하는 기형적인 상황이 되었다. 이러한 상황에서 위생 행정의 기본 틀 역할을 했던 종두 접종마저 제대로 이루어지기는 어려웠다. 병합 이후 두창 환자가 급감하는 듯했으나 1910년 후반부터 상황은 급변한다. 사실 종두는 충분히 시행되지 않고 있었고, 접종률도 높지 않았던 것이다.[32] 총독부는 그 이유에 대해 조선의 저급한 위생 사상을 핑계 대기도 했지만,

---

31 조선의 공의와 관련해서는 白石保成(1918, 54) 참조.
32 1920년 통계에 따르면, 두창 환자 중 제2기 종두까지 완료한 사람은 63.8%에 그쳤다(原親雄 1920, 7; 박윤재 2012, 388에서 재인용).

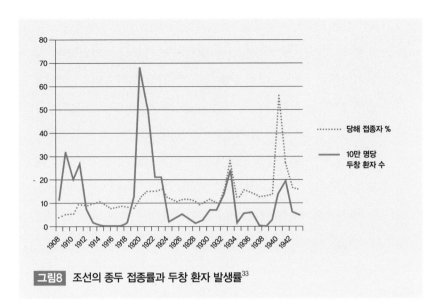

그림8 조선의 종두 접종률과 두창 환자 발생률[33]

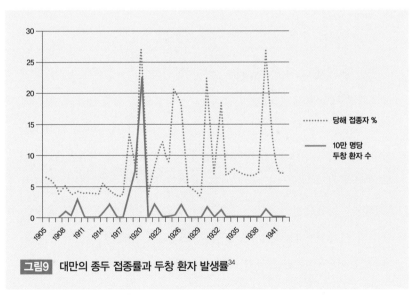

그림9 대만의 종두 접종률과 두창 환자 발생률[34]

33 조선 관련 데이터는 『朝鮮總督府統計年報』 참조.
34 대만 관련 데이터는 『臺灣總督府統計書』와 『臺灣省五十一年來統計』 참조.

실제로는 나름 정확한 파악을 하고 있었다. 바로 부정확한 통계 보고(原親雄 1920, 4)와 미비한 민적(民籍)(村田昇淸 1923, 65)이 주요한 원인이었던 것이다. 낮은 접종률, 허술한 통계 보고, 미비한 민적, 이것을 해결하기 위해선 대만처럼 보갑 제도와 같은 지역 단위 조직을 통해 종두 접종을 권유하고, 공의에 의해 세밀한 보고가 이루어지며, 이를 바탕으로 호구 조사가 이루어져야 했다. 하지만 조선에서는 그 형식은 유사하게 있을지언정 기능을 발휘할 만큼 구조화되어 있지도 못했고, 대만처럼 유기적으로 연계되어 있지도 못했다.

[그림 8]과 [그림 9]에서 점선이 나타내고 있는, 종두 접종을 받은 사람의 비율을 보면 조선이 결코 대만보다 적지 않다. 그럼에도 불구하고 대만은 1918년 한차례 큰 유행을 겪은 것 외에는 비교적 안정적으로 두창이 제어된 반면 조선은 그렇지 못했다. 대만의 사례에서 확인되듯이 종두 접종이 체계적으로 이루어져야 인구 조사가 원활히 진행될 수 있고, 역으로 인구 조사가 이루어져야 효율적인 종두 접종이 가능해진다(Liu, 2009, 69). 대만의 경우 1905년에 전국적 인구 조사를 처음으로 시행한 이래 일제 패망 전까지 총 7차례나 시행한 반면, 조선의 경우 1925년에 가서야 겨우 전국적인 인구 조사가 실시된다(최봉호 1997, 5). 보다 면밀하게 상관관계를 조사해야겠지만, 위의 표를 얼핏 보더라도 인구 조사가 이루어진 1925년 이후에야 점선과 실선의 변동이 유기적 상관관계를 보이며 조선도 대만처럼 두창이 겨우 통제되는 양상을 보인다. 물론 민적의 경우 1909년 〈민적법〉이 반포된 이후 본격적으로 민적 조사가 시도되긴 했지만, 대만의 호적처럼 종두 접종과의 연계 속에서 체계화될 수 없었고, 16년이 더 흘러서야 인구 조사가 가능해진다. 일제 강점기 호구 제도를 연구한 서호철의 지적

처럼 인구 조사 측면만 보더라도 일제의 조선 통치는 "그 외관이나 주장만큼 근대적이지도 치밀하지도 않았고, 그 실패는 그 구조 속에 예비되어 있었다."(서호철 2007)

❻ | 1920년 이후의 대만과 조선의 종두 정책

[그림 8]과 [그림 9]를 자세히 살펴보면, 1918년부터 1920년대 초반까지 양국 모두 두창이 다시 창궐하기 시작한다. 하지만 그 두창의 재유행 양상도 차이를 보였다. 양국 모두 두창이 절정에 달하는 1920년을 보면 조선의 경우 1만 명이 넘는 환자가 발생하였고 사망자는 3,600여 명에 육박하는 반면, 대만은 8백여 명의 환자가 발생하였고 240명이 사망했다. 인구 대비로 따지더라도 조선의 감염자와 사망자는 대만에 비해 3배가 넘는다. 그러나 이후의 과정에서 더욱 차이가 난다. 조선의 경우 1922년, 1923년에도 각각 3천 명이 넘는 환자가 발생하고, 1천 명 이상이 두창으로 사망했지만, 대만의 경우 1922년 97명 감염, 15명 사망, 1923년 15명 감염, 2명이 사망한다. 이 두창의 재유행을 막기 위해 총력을 기울인 1920년 양국의 종두 접종자를 살펴보면 이러한 결과의 이유를 엿볼 수 있다. 조선에서는 2백만 명 정도에게 종두 접종을 시행할 수 있었던 반면, 대만은 100만 명이나 종두 접종을 받는다. 발생률은 조선이 세 배나 높은데도 불구하고 인구 대비 접종자 수는 오히려 대만의 절반에도 미치지 못한 것이다.

일제 강점기 전 기간에 걸친 인구 대비 평균 종두 접종자 수는 조선이 대만보다 높았다. 하지만 대만의 두창 환자 발생률은 평균적으로 조선보다 훨씬 낮았다. 즉, 실질적인 두창의 통제가 가능하기 위해선 그 절대적인 규모보다 두창에 걸릴 가능성이 조금이라도 있는 사람에 대해 얼마만큼 파악하고 있었는지가 중요한 것이다. 1920년에 절정에 달한 두창이 조선에 비해 신속하게 제어되며 그 이후 뚜렷한 유행이 더 이상 나타나지 않는 대만의 모습에서, 개개인 단위에 대한 파악과 장악의 질적 차이를 다시 한 번 확인할 수 있는 것이다.

조선총독부는 두창의 급증과 대처의 어려움을 3 · 1 운동 탓으로 돌리기 급급했다(關水武 1923, 33). 하지만 대만총독부의 입장에서 보면 반대로 사회적 통제와 조밀한 위생 행정은 상호 보완적으로 기능하는 것이었다. 즉, 일제가 대만에서 3 · 1 운동과 같은 전국적 민중 봉기가 일어나지 못하게 통제할 수 있었던 것도, 두창의 유행을 조속하게 통제할 수 있었던 것도, 모두 종두 접종을 위시한 위생 행정을 통해 전국적인 통제가 상시적으로 작동하고 있었던 것이 중요한 요인이었다. 결국 1920년대 이후로 대만과 조선의 종두 행정은 정반대의 행보를 보이게 된다. 대만총독부는 1928년 〈대만 종두 규칙〉의 폐지와 동시에, 칙령 제158호로 일본 내지의 메이지 42년 법률 제35호 〈종두법〉의 대만 시행을 결정하였다. 즉, 1928년 일본 종두법의 대만 시행은 대만인들이 두창에 관한 한 일본 '내지인'과 동일한 법률적 적용을 받게 된 것이다. 1930년대에 이르면 호구 조사부에 기입되던 종두 횟수 표시도 사라진다. 이에 비해 조선에서는 소 잃고 외양간 고치듯, 1923년 조선총독부령으로 〈조선 종두령〉이 제정되며, 정기 종두의 시행횟

수가 오히려 증가하게 된다.[35]

이처럼 대만이 고토의 통치 시기를 지나 1910년대 이후로도 종두정책을 비롯한 위생 행정이 안정적으로 지속될 수 있었던 데에는 타카기 토모에(高木友枝)의 역할이 컸다. 타카기 토모에는 사실 고토와는 배경부터가 다른 인물이었다. 최고위 무사 가문이었으며, 1885년 동경제대의 전신인 동경의학교를 졸업하였고, 기타사토연구소에서 4년간 근무한 뒤, 독일로 건너가 2년간 코흐연구소에서 유학을 했다. 일본에 돌아온 그는 일본의 예방 정책을 체계화하는 데 기여하였으며 대만의 예방 정책에도 자문을 하게 된다. 하지만 고토가 눈독을 들이기에 타카기의 배경은 완벽했다.[36] 그런데 각기병 논쟁과 전염병 연구소를 국립화하는 과정에서 동경대 출신 의학자들과 기타사토(北里柴三郎) 계열 사이에 균열이 생기게 된다.[37] 이때부터 기타사토의 유능한 제자들이 내지의 핵심 관직에서 배제되는데, 기타사토의 수제자였던 타카기 역시 이런 영향에서 벗어날 수 없었다. 비록 기타사토연구소가 국립화되는 데 찬성한 고토였지만 동경대 출신이 아닌 그로서는 기타사토 계열에 대해 반감을 가질 이유가 없었으며, 동경대 출신 육군 군의파와의 대립 지점에 서 있다는 측면에서 오히려 협력적 관계에 놓여 있었다. 고토는 이런 점을 활용해 타카기를 대만으로 불러들여 그를 통해 위생 행정과 의학 교육을 더욱 체계화한다. 타카기는 1906년 고토

---

35 이 〈조선 종두령〉 역시 상위법으로 1909년에 반포된 일본의 〈종두법〉을 상위법으로 삼고 있지만, 일본과 달리 일생 동안 받아야 하는 종두 접종 횟수를 3회로 차별화한 것이 가장 큰 특징이다. 또한 조선에서도 이때부터 대만처럼 별도의 칸을 만든 것은 아니지만 도장을 찍는 방식으로 호적부에 종두 여부를 기입한 것으로 보인다.(帝國地方行政學會, 1934, 現行朝鮮法規輯覽, 종두 관련 부분 참조)

36 타카기 토모에와 기타사토 계열과 관련해서는 Liu(2009, 48; 53-54) 참조.

37 특히 각기병 논쟁 과정에서 기타사토의 두 수제자인 타카기 토모에와 시가 키요시는 동경대의 '각기세균설'을 반박하는 데 중요한 역할을 했다.(松田誠 2007, 666-692)

가 떠난 이후에도 1929년까지 대만에 남아 대만의 국가 의료를 "일본의 축소판"에 가깝게 완성시켰다.[38]

　조선에도 타카기 토모에에 비견할 만한 세계적인 세균학자 시가 키요시(志賀潔)가 오지만 그가 조선에서 맞은 상황은 달랐다. 1920년 '외지' 조선에 건너와 조선총독부의원장 및 경성의학전문학교 교장, 경성제국대학의 3대 총장까지 역임하긴 했지만 위생 행정면이나 의학 교육면에서 명성에 걸맞는 능력을 발휘하지 못했다. 결국 일제 감정기 내내 군부에 의해 고착화된 경찰 제도와 위생 행정의 견고한 틀은 깨지지 않았다.

❼ | 결론을 대신하여

　흔히들 일제의 대만 통치 결과를 조선과 대비하며 "성공"적이었다 평가하고, 그 이유로 완벽하게 사회를 통제했던 문관경찰 제도를 꼽는다(持地六三郎 1998, 67~68).[39] 지금까지 살펴보았듯이 종두는 식민 통치에 있어 바로 그 문관경찰 제도가 유기적으로 기능할 수 있도록 하는 중요한 요소였다. 그러나 강조하고 싶은 것은, 질병 관리에 있어서 종두를 통제하는 수준 이상 나아가지 못했다는 점에서 철저히 정치적인 의미에 있어서의 "성공"이었다는 점이다. [그림 1]~[그림 5]에서 실증적인 데이터를 통해서 확인했지만, 제도적인 측면에서도 이를 확인할 수 있다. 조선보다 10년 앞서 식민 통치가 시작됐음에도 불구하

38　Michael Shiyung Liu는 고토보다 타카기가 이룬 성과를 더 높이 사고 있다(Liu 2009, 63).
39　대만에 대한 여러 편의 논문을 쓴 바 있는 손문식, 문명기 역시 대체로 이를 인정하고 있다.

고, 실질적인 근대식 의학 교육을 위한 전문 의학교의 건립은 조선보다 3년 늦은 1919년에 이루어지고, 제국대학 의학부의 건립은 조선보다 2년 늦은 1928년에야 이루어진다. 앞서 보았듯이 통치 초기 본도 출신 의사를 양성하기 위한 목적으로 고토의 적극적 지원하에 1897년 대만토인의사양성소가 세워지고, 1899년 대만총독부 의학교로 승격시켰지만 정확히 거기까지였다. 임상적으로 진단 및 치료가 쉬운 종두 이상의 질병을 관리할 수 있는 수준의, 실제적인 근대식 대만인 의사 양성은 오히려 조선보다 더뎠던 것이다. "식민지인들의 상황에 맞추겠다"는 고토의 '생물학적 원리'의 실체는 바로 이러한 것이었으며, 종두 이상의 위생 행정상 결과물을 찾기 어려운 것은 어쩌면 당연한 것이었다.

지금까지 살펴보았듯이, 선행 연구들이 밝힌 종두가 근대 의료의 상징으로서 갖는 의미, 그리고 식민 통치에 있어 의학적 효과로 인한 회유적 수단으로서 갖는 의미 외에, 식민지를 장악하기 위한 구체적인 통치 수단으로서 활용되었다는 사실과 그로부터 파생되는 중층적 의미들을 이해한다면, 종두를 일본 제국주의의 식민 통치의 실상을 파악하고 평가하는 데 있어, 중요한 가늠쇠로 삼을 수 있을 것이라고 생각한다.

참고문헌

- 『警務彙報』
- 『大韓帝國官報』
- 『同仁』
- 『帝國會議 會議錄』
- 『朝鮮及滿洲』
- 『皇城新聞』
- 『後藤新平文書』

- 丁蕾. 1999. 「近代日本の對中医療・文化活動─同仁會研究(1)」. 『日本医史學雜誌』 45 (4): 543-562.
- 今津敏晃. 2006. 「相馬事件と後藤新平(第2卷). 小特集『正伝 後藤新平』を讀む」. 『環 : 歷史・環境・文明』 24: 250-252.
- 佐藤剛藏. 1956. 『朝鮮醫育史』. 佐藤先生喜壽祝賀會.
- 原親雄. 1920. 「種痘の勵行に就て」. 『警務彙報』 180.
- 小串政次. 1921. 『朝鮮衛生行政法要論』. 咸興: 小串政次.
- 山口秀高. 1898. 2. 「臺北医院內ニ於ケル土人医士養成ノ景況」. 『後藤新平文書』. 東京: 雄松堂書店.
- 持地六三郎. 1998. 『臺灣殖民政策』. 臺北: 南天.
- 朝鮮總督府警務總監部衛生課編. 1917. 『朝鮮衛生法規類集』. 京城: 出版者未詳.
- 村田昇淸. 1923. 「種痘に就て」. 『朝鮮及滿洲』.
- 松田誠. 2007. 『高木兼寬の医學』. 東京: 東京慈惠會医科大學.
- 森鷗外. 1952. 『鷗外全集』. Vol. 33. 東京: 岩波書店.
- 沈佳姍. 2011. 「日治臺灣種痘規則之形成與演變─兼論殖民地國家行政」. 『臺灣史料研究』 38: 48-82.
- 澤田謙. 1943. 『後藤新平傳』. 東京: 大日本雄辯會講談社.
- 白石保成. 1918. 『朝鮮衛生要義』. 京城: 白石保成.
- 矢內原忠雄. 1988. 『帝國主義下の台湾』. 東京: 岩波書店.
- 矢內原忠雄. 1929. 『帝國主義下の臺灣』. 東京: 岩波書店.
- 磯野愼吾. 1909. 「在韓警察醫の現狀」. 『同仁』 36: 3-6.

- 竹越與三郎. 1905. 『臺灣統治志』. 東京: 博文館.
- 范燕秋. 2005. 『疾病,醫學與殖民現代性-日治台灣醫學史』. 台北: 稻鄉出版社.
- 內部衛生局. 1909. 『韓國衛生一斑』. 京城: 內部衛生局.
- 鈴木哲造. 2011. 「日治初年臺灣總督府衛生行政制度之形成-與近代日本衛生行政制度比較考察」. 『師大臺灣史學報』 4: 129-160.
- _____. 2007. 「日治初年臺灣衛生政策之展開: 以「公醫報告」之分析爲中心」. 『臺灣師大歷史學報』 37: 143-180.
- 關水武. 1923. 「朝鮮の衛生狀態と傳染病に就て」. 『朝鮮及滿洲』.
- 飯島渉, 脇村孝平. 2001. 「近代アジアにおける帝國主義と医療,公衆衛生」. 『疾病・開發・帝國医療 : アジアにおける病氣と医療の歷史學』. 見市雅俊, 齋藤修, 脇村孝平飯島渉 編. 東京: 東京大學出版會.
- 高根正昭. 1990. 『日本政治指導者論』. 尹正錫 역. 서울: 나남.
- 黃秀政外. 2002. 『臺灣史』. 臺北: 五南圖書出版.

- 강신익 등. 2007. 『의학 오디세이』. 서울: 역사비평사.
- 김영신. 2001. 『대만의 역사』. 서울: 지영사.
- 김옥주, 미야가와 타쿠야. 2011. 「에도 말 메이지 초 일본 서양 의사의 형성에 대하여」. 『의사학』 20 (2): 493-554.
- 김정명, 神川彦松. 1964. 『日韓外交資料集成6(下)』. 東京: 巖南當書店.
- 문명기. 2009. 「대만·조선총독부의 초기 재정 비교 연구」. 『中國近現代史硏究』 44: 91-113.
- 박윤재. 2002. 『韓末 日帝初近代的醫學體系의 形成과 植民支配』. 연세대학교 박사학위논문.
- _____. 2012. 「조선총독부의 우두 정책과 두창의 지속」. 『의사학』 21 (3): 377-401.
- _____. 2005. 『한국 근대 의학의 기원』. 서울: 혜안.
- _____. 2003. 「統監府의 醫學支配政策과 同仁會」. 『東方學志』 119 (2): 95-138.
- 서호철. 2007. 『1890-1930년대 주민 등록 제도와 근대적 통치성의 형성』. 서울대학교 박사학위논문.
- 손준식. 2010. 「일제 식민지하 대만 경찰 제도의 변천과 그 역할」. 『중국근현대사연구』 47: 49-75.

- 최봉호. 1997. 「우리나라 인구 통계 작성 제도의 변천에 관한 고찰」. 『한국인구학』 20 (1): 5-25.
- 황상익. 2013. 『근대 의료의 풍경』. 서울: 푸른역사.
- _____. 2013. 「보건 의료를 통해 본 일제 강점기 조선 민중들의 삶-식민지 근대화론의 허와 실」. 『제11차 코리아학국제학술토론회 논문집』.
- _____. 2015. 『역사가 의학을 만났을 때』. 서울: 푸른역사.
- 고바야시 히데오. 2004. 『만철, 일본제국의 싱크탱크』. 임성모 역 서울: 산.

- Arnold, David. 1993. *Colonizing the body: state medicine and epidemic diseasein nineteenth-century India*. Berkeley: University of California Press.
- Chen, EdwardI-te. 1970. "Japanese Colonialism in Korea and Formosa: A Comparison ofthe Systems of Political Studies". *Harvard Journal of Asiatic Studies* no.30: 126-158.
- Curtin, Philip D. 1989. *Death by migration: Europe's encounter with the tropical world in the nineteenth century*. New York: Cambridge University Press.
- Kim, Hoi-eun. 2008. *Physicians on the move: German physicians in Meiji Japanand Japanese medical students in Imperial Germany*, 1868-1914, Harvard University.
- Lalonde, Marc. 1974. *A new perspective on the health of Canadians: a working document*. Ottawa: Department of National Health Welfare.
- Li, Shang-Jen. 2011. "Michael Shiyung Liu, Prescribing Colonization: The Role of MedicalPractices and Policies in Japan-Ruled Taiwan, 18951945, Asia Past &Present: New Research from AAS (Ann Arbor, MI: Association for Asian Studies,2009)." *Medical History* no.55(04): 565-566.
- Liu, Michael Shiyung. 2009. *Prescribing colonization: the role ofmedical practices and policies in Japan-ruled Taiwan, 1895-1945*. Ann Arbor, Mich.: Association for Asian Studies.
- Liu, Shiyung. 2004. "Building a strong and healthyempire: the critical period of building colonial medicine in Taiwan", *Japanese Studies* no.24 (3):301-314.

chapter 04

일제 강점기 성병에 대한 의료적 실천

최은경

일제 강점기 성병에 대한 의료적 실천*
— 치료와 예방, 담론을 중심으로

최은경(서울대학교병원 의학역사문화원 연구교수)

❶ | 들어가며

성병은 한국 사회에서 익숙한 동시에 낯선 질병이다. 개인의 가장 친밀한 접촉–성행위에 의해 전파되기 때문에 개인의 사생활과 밀접한 관련을 지니는 성병은 한국에서 상당수 '규모를 밝히기 어려운' 질병 영역에 속한다. 또한 많은 부분 성병은 한국 사회에서 일부 성매매 여성 등 일부 집단의 질병으로 인식된다.

그러나 성병이 한국 사회에서 처음부터 일부 집단만의 질병이었던 것은 아니다. 성병이 단지 전통 사회의 질병에서 하나의 사회악으로 주목되기 시작한 것은 근대화가 이식되고 난 이후부터이다. 이전에도 성병은 존재했지만 근대화 이후 통계로 드러난 성병 감염자의 숫자, 일제 강점 이후 공창제 이식을 통한 성매매 문화의 확산 등으로 성병은 하나의 '사회적 위협'으로 이해되기 시작한다. 근대화 이후, 특히

---

*본 원고는 『국제고려학』 2014(제15호)에 출판된 원고를 바탕으로 합니다.

일제 강점기 성병의 전개와 이를 둘러싼 담론들을 고찰하는 것은 오늘날 한국 사회의 '성'과 '병'의 역사를 정리하는 데에 도움이 된다.

본 논문은 일제 강점기 성병의 전개를 소재로 한다. 그동안 일제 강점기 성병을 둘러싼 연구들로는 김미영(2006b, 389-417) 연구처럼 신문 지상의 담론 분석, 강혜경(2009, 87-125)처럼 일제 정책상의 성병 관리와 그 모순, 신규환(2008, 239-255)처럼 개항과 전쟁이 성병 전개에 미친 영향을 분석하는 연구(개항, 전쟁, 성병) 등이 있다. 이들 연구들은 일제 강점기 성병의 규모와 원인, 일반적 담론을 이해하는 데에 중요한 연구들이다. 그러나 일제 강점기 성병에 대한 의료 행위 실천을 둘러싼 각 행위자들의 인식, 담론 및 실천 등을 세밀하게 탐구하는 데에는 부족함이 있다. 본 논문은 일제 강점기 성병을 둘러싼 의학자, 일반 대중의 인식 및 실천, 담론의 갈등들을 살펴보고자 한다.

❷ | 일제 강점기 이전의 성병

1. 한국 사회 성병의 유래

한국에서는 언제부터 성병이 존재했던 걸까? 혹은 성병이 전파되는 과정에서 서구와 어떤 차이가 있던 걸까?

매독의 경우 유럽에서 1495년 처음으로 이탈리아-프랑스 전투 중 발병이 보고된다. 첫 등장한 매독은 "가려운 감각과 관절의 불쾌한 통증, 열의 증가, 딱지로 발진된 피부, 종창과 결절" 등을 보이며 얼마 후 체액이 심하게 분비되는 양상을 보였으며, 성기 부분에서 먼저 증상이 시작되는 질병이었다. 이탈리아–프랑스 전투 중 프랑스 군대에서 먼저 발병했기 때문에 '프랑스 질병'이라고 먼저 불렸지만 프랑스에서는 반대로 '나폴리 질병'이라고 불렸다. 한편 이 질병은 천연두(smallpox)와 대비시키는 차원에서 '대두(great pox)'라고도 불렀다.

최초로 매독을 성병으로 인식한 사람은 1527년 프랑스 의사 베뎅구흐(Jacques de Bethencourt)이다. 그는 '프랑스 질병'이나 '나폴리 질병' 등이 아닌 원인에 따른 병명이 지어져야 한다고 믿으면서 '성병(morbus venerus; venereal sickness)'란 개념을 제안하였다. 그는 이 병이 부도덕한 섹스에 따른 열정 때문에 발생한다고 믿었다.(Gross G 2011, 6)

프라카스토로(Girolamo Fracastoro)는 그리스 · 로마 신화에서 나쁜 병을 앓았던 목동의 이름인 사필루스(Syphilus)에서 본따 1530년 본 병의 이름을 '매독(Syphilis)'라 지으면서 이것이 접촉을 통해 전파되는 것이라는 개념을 1546년 『전염과 전염성의 질병에 대하여(De Contagione et Contagiosis Morbis)』에서 제안하였다.

한국의 경우 언제부터 성병이 존재했는지에 대해서는 분명치 않다. 그러나 몇 가지 당대 기록에서 조선 중기, 중종 때 전파

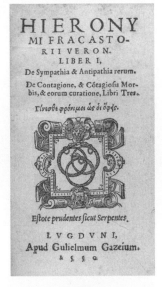

그림1 프라카스토로의 『전염과 전염성의 질병에 관하여(De Contagione et Contagiosis Morbis)』. 전염 개념과 전염성 질병을 제안하고 하나의 기전으로 제시한 최초의 책이다. 프라카스토로가 정의한 전염의 기전은 '원래 미세한 부분의 감염(부패)에서 비롯된, 하나로부터 다른 곳으로 옮겨지는, 유사하게 부패한 물질'에 의해 일어나는 것이었다.

되었음을 짐작할 수 있다. 제일 먼저 관련 질병이 기술된 것은『동의보감』에 인용된『치포방(治疱方)』이다. 본 서적은 1546~1572년 사이에 간행되었으며, 천포창, 양매창 관련 전문 서적으로 추정되나 현재 전해져오고 있지 않는다. 본 책이 남아 있다면 서구에서 매독이 발병한 지 근 30년 후 한국에서도 매독이 유행하였음을 증명하는 자료가 될 것이다.(본 책에서는 수은제 사용을 언급한 것으로『동의보감』에 인용되어 있다. 서구의 경우 아랍에서 오랫동안 피부병이나 나병에 사용되던 수은을 매독의 경우에도 적용한 것으로, 적어도 16세기 초부터 널리 사용되었다. 본 서적은 역시 유사하게 수은 사용을 언급한 것으로 추정된다.)

17세기 초에 매독에 관해 언급하고 있는 기록으로『동의보감』(1613),『의림촬요』(16~17세기),『지봉유설』(1614)을 들 수 있으며 이 중 병의 원인이나 전파 경로를 기록한 책은『동의보감』과『지봉유설』이다.『동의보감』에서는「천포창」항목에서 "일명 양매창이라고도 하며 대체로 나병(癩)과 비슷하다. 이것은 간(肝), 비(脾), 신(腎)에 풍(風), 습(濕), 열독(熱毒)이 있어서 생기는데 남녀가 방실로 인하여 전염된다. 모양은 양매(楊梅) 같은데 화끈화끈 달고 벌겋게 되며 진물이 흐르면서 가렵고 아프다. 이 병은 심(心)에 속하는데 젖가슴이나 옆구리에 많이 생긴다." 라고 적고 있다.『동의보감』의 설명으로 미루어 보건대 서구보다 약 80년 후 무렵에는 본 병이 성교로 인해 전파된다는 개념을 한국에서도 갖고 있었던 것으로 보인다.

또『지봉유설』에서는 오늘날 매독으로 추측되는 기록 중 가장 널리 알려진 기록을 적고 있다. "본국(本國)의 의방(醫方)에 '천포창(天疱瘡)은 정덕[正德: 명 무종(明武宗)의 연호, 1506~1521] 이후에 처음 중국에서 전염되어 왔다고 하는데, 실은 중국에 애당초 이 병이 있었던 것이 아니라 서역(西域)에서 전염되어 왔다.'하였다. 아무튼 병이란, 후세에 새로 생겨난 예도 많은 것이다. 요즘 1613~1614년 연간으로부터 일종의 열병(熱病)이 유행하였는데, 그 증세가 매우 혹독하여 사망한 자가 무척 많다. 사람들은 이것을 당독역(唐毒疫)이라 하는데, 이전에 들어보지 못한 바이며, 의자(醫者)들은 이것을 옥온(獄瘟)이라 한다." 즉, 중종 때 중국으로부터 전염되어 왔으며 임진왜란 직후 크게 유행했다는 것이다. 그리고 과거부터 전해 내려오던 질병이 아니라 새로이 생겨난 질병이란 점을 인식하고 있다. 본 기록이 실제로 매독이 맞는지에 대해서는 논란의 여지가 있으나, 16세기 서구에서 발병한 이후 급격히 전파된 질병으로 천포창을 인식하고 있다.

임진왜란 이후 일제 강점기에 이르기까지 조선에서 성병이 많이 유행하고 있었다는 근거로 이익의『성호사설(星湖僿說)』에피소드를 들 수 있다. "'이익의 집에 오래된 종이 있는데 일찍이 형리(刑吏)가 되어 도둑을 잘 잡는 것으로 소문이 났다. 하루는 어떤 자가 관에 찾아와 자식이 남에게 유인되어 깊은 산중으로 끌려들어가 음경(陰莖)이 잘려 죽었다.'라고 호소하였는데, 이익이 그 종에게 비밀히 체포령을 내려 수일 내에 범인을 잡아들일 수 있었다. 이익이 그 종을 불러 범인을 잡은 경위를 물어보니 종은 천포창이 사람의 음경을 이용, 치료하는 것을 알고, 길가에서 소변하는 자에게 천포창이 있음을 알고 잡아서 엄형으로 고문하여 자백을 받아냈다."라고『성호사설』에 적혀 있다.

본 에피소드에서 주목할 점은 천포창 환자에 대한 이익의 의견이다. 이익은 "이 넓은 세상에 천포창을 앓는 자도 또한 많을 것인데, 어찌하여 수일 내에 그처럼 공교히 잡을 수가 있었을까? 혹독한 형장(刑杖) 밑에서 꾹 참으면서 무복(誣服)하지 않는 자가 드물 것이며, 한번 자복한 후에는 백 번 호소해도 아무 소용이 없는 것이다.”며 천포창을 앓는다는 이유로 사건의 범인으로 몰리는 것이 억울하다는 의견을 내고 있다. 즉, 천포창에 대한 세간의 편견이 문제가 있음을 지적하고 있는 것이다.

영·정조 대 쓰여진『청성잡기(靑城雜記)』에서는「기가 드세면 병도 드세어진다」라는 제하에 다음의 사례를 전하고 있다. “지금의 당창(唐瘡)은 옛날의 양매창이다. 두 병을 치료하던 자들이 염병에는 땀을 내기 위해 반드시 똥물을 사용하였다. 그래도 죽은 자가 열에 아홉이었고, 양매창은 열에 하나도 살아남지 못했다. 수은을 태워 사용하여 요행히 죽지 않더라도 콧등이 무너져 내려서 거의 사람 꼴이 아니었다. 지금은 땀을 내기 위해 굳이 똥물을 쓰지 않고 수은을 사용하지 않아도 나은 자가 많으니, 약이 영험해서가 아니라 사람의 기가 약해졌기 때문이다.”라고 적고 있다. 즉, 처음에는 매독이 치명적인 병이었고 수은을 치료제로 사용하였지만 시간이 흘러 병의 치명성이 약화되었다는 것이다. 사람의 기가 약해지면서 병의 기운 역시 약화되었다는 개념은 오늘날 개념과 많은 차이가 있으나, 매독을 과거와 같이 치명적인 질병으로 바라보고 있지 않았던 점을 알 수 있다.

2. 개항기와 대한제국기: '매우 흔한' 매독의 발견과 매독 망국론

제중원 초대 의사였던 알렌은 1886년「조선정부병원 제1차년도 보고서(First Annual Report of the Korean Government Hospital)」에 외래 환자에 관하여 다음과 같이 적고 있다. “말라리아는 가장 흔한 질병으로,

4일열(four-day ague)이 가장 흔하다. 매독은 말라리아 다음으로 많으며, 그 영향(증상)이 매우 많고 다양하다.", "760건의 매독 환자가 있었다. 매독으로 인한 증세 중 200건 이상 치료하였다. 우리는 이 질병이 놀라우리만큼 흔한 것을 발견했고 자연 치료되기 전에 거의 치료받지 않은 것으로 보였다. (……) 우리는 한의사들이 수은으로 치료하는 것을 발견하였고 의학 동료들은 약을 훈증하여 처방하는 것을 흥미로워하였다. 수은이 과다 처방되어 중독이 발생된 환자 사례가 하나 있었다. 수은 과다 처방으로 인해 침을 과다하게 분비하게 된 사례는 다수 발견할 수 있었다. 우리의 매독 치료는 매우 만족스러웠고 우리에게 오는 환자 수가 증가하게 되었다." 본 보고서에서는 비뇨생식계 질병 및 매독 환자 수가 1902명으로 소화기계 질병에 이어 2위를 차지하고 있다. 알렌 역시 스스로 수은을 이용하여 치료하고 있었음에도 불구하고 한의사들의 수은 치료가 '수은 과다 처방'으로 역효과를 내고 있다고 격하시키고 있는 것이다. 이러한 점은 중국에서는 중국 사람들이 서양식 치료를 너무 '과다'하다고 느껴 불편감을 갖고 있었기 때문에 서양 선교사들이 근육 주사를 통해 시간과 용량을 단축하여 치료하고자 했던 부분과 대비된다(Jefferys & Maxwell 2007, 590).

매독에 대한 경각심이 거세지고 매독 등 성병에 대한 사회적 대응이 실패하고 있다는 인식을 갖게 된 것은 대한제국기에 들어서라 할 수 있다. 개항 후 1881년 부산의 거류지에서 처음으로 〈대좌부 예창기 영업 단속 규칙〉을 정하고 예창기에 대한 매독 검사도 일찍부터 시작하였다(山下英愛 1992, 23-29). 주로 거류지의 일본 영사관을 중심으로 실시한 이 같은 조치는 일본에서 성병에 대한 관심이 높아진 데에서 비롯되며, 이러한 조치들은 한국 사회에 일정 정도 영향을 미쳤을 것

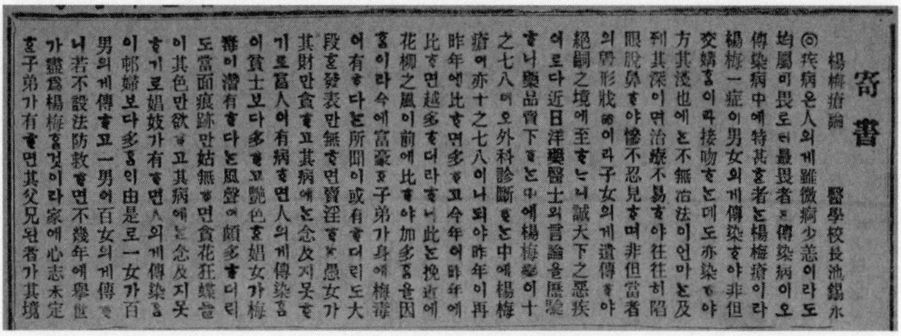

寄書

楊梅瘡論 醫學校長池錫永

◎疾病은人의게雖微痾少恙이라도均屬可畏로ᄃᆡ最畏者ᄂᆞᆫ傳染病이오傳染病中에特甚ᄒᆞᆫ者ᄂᆞᆫ楊梅瘡이라楊梅一症이男女의게傳染ᄒᆞ야非但交媾ᄒᆞᆷ이라接吻ᄒᆞᄂᆞᆫ데도亦染ᄒᆞ야方其淺也에ᄂᆞᆫ不無治法이언마ᄂᆞᆫ及到其深이면治療不易ᄒᆞ야往往히陷眼脫鼻ᄒᆞ야慘不忍見ᄒᆞ며非但當者의傷形戕命이라子女의게遺傳ᄒᆞ야絕嗣之境에至ᄒᆞᄂᆞ니誠天下之惡疾이로다近日洋藥醫士의言論을歷驗ᄒᆞ니藥品賣下ᄒᆞᄂᆞᆫ中에楊梅藥이十之七八이오外科診斷ᄒᆞᄂᆞᆫ中에楊梅瘡이亦十之七八이니되야昨年이再昨年에比ᄒᆞ면多ᄒᆞ고今年이昨年에比ᄒᆞ면越多ᄒᆞ더라ᄒᆞ니此ᄂᆞᆫ挽近에花柳之風이前에比ᄒᆞ야加多ᄒᆞᆷ을因ᄒᆞᆷ이라今에富豪ᄒᆞᆫ子弟가身에梅毒이有ᄒᆞ다ᄂᆞᆫ所聞이或有ᄒᆞ더ᄅᆡ도大段ᄒᆞᆫ發表만無ᄒᆞ면賣淫ᄒᆞᄂᆞᆫ愚女가其財만貪ᄒᆞ고其病에ᄂᆞᆫ念及지못ᄒᆞ기로富人이有病ᄒᆞ면人의게傳染ᄒᆞᆷ이貧士보다多ᄒᆞ고艷色ᄒᆞᆫ娼女가梅毒이潛有ᄒᆞ다ᄂᆞᆫ風聲이頗多ᄒᆞ더ᄅᆡ도當面痕跡만姑無ᄒᆞ면貪花狂蝶은이其色만欲ᄒᆞ고其病에ᄂᆞᆫ念及지못ᄒᆞ기로娼妓가有ᄒᆞ면人의게傳染ᄒᆞᆷ이鄉婦보다多ᄒᆞᆷ이由是로一女가百男의게傳ᄒᆞ고一男이百女의게傳ᄒᆞᄂᆡ若不設法防救ᄒᆞ면不幾年에擧世가盡爲楊梅ᄒᆞᆯ것이라家에心志未定ᄒᆞᆫ子弟가有ᄒᆞ면其父兄된者가其境

그림2 『황성신문』 1902년 11월 17일 「양매창론(楊梅瘡論)」(지석영). 매독에 관해 반드시 고쳐야 할 질병으로 인식하고 있음을 알 수 있다.

으로 추측된다. 1902년 의학교 초대 교장이었던 지석영은 『황성신문』에 「양매창론(楊梅瘡論)」을 기고하였는데, 매독에 대해 경각심을 가져야 할 이유를 다음과 같이 언급하였다.

"매독이 남녀에게 전염하야 비단 성교나 키스로도 전염하야 쉽게 전염하고 치료하는 법이 없진 않는데 심하면 치료가 쉽지 않아 왕왕히 눈과 코가 헐어 차마 볼 수 없으며 비단 당사자 몸을 상하게 죽게 할 뿐 아니라 자녀에게 유전되어 후손을 끝내는 지경에 이르나니 천하의 악질이로다." 즉 매독은 성교나 키스 등으로 쉽게 전염되고 자녀에게까지 유전되니 악질 전염병이라는 것이다.

또한 성매매가 늘어난 것이 매독의 원인이고 '창녀', '창기'를 조심해야 한다고 경고하고 있다. "최근에 화류지풍이 전에 비해 는 것이 원인이라 오늘날 부호 자제 몸에 매독이 있다는 소문이 있더라도 대단한 발표만 없으면 매음 우녀가 그 재산만 없애고 병에는 생각지 못하고 부자가 병이 있으면 사람에게 전염하는 것이 빈자보다 많고 창녀가 매독이 잠복해 있다는 풍문이 파다하더라도 당면 흔적만 없으면

꽃을 탐하는 무리들이 색만 탐하고 병은 생각하지 못하기로 창기가 사람에게 전염시키는 것이 촌부보다 많다. 이로서 한 여자가 백 남자에게 전파하고 한 남자가 백 여자에게 전파하나니 만약 방법을 만들지 않으면 온 세상이 모두 양매가 되는 것이라 집에는 심지가 바르지 못한 자제가 있으면 부형된 자가 밤에 잠을 이루지 못한 것이라 이 어찌 크게 두렵지 아니하리오."

이러한 지석영의 매독에 대한 관점은 개항 후 매독 등 성병이 "본인을 망칠 뿐 아니라, 후대에 전염될 수 있는 질병"으로 재개념화된 것을 보여준다. 그러므로 매독에 대해서 걱정해야 할 공간은 우선은 가정이다. 그 이후 자손이 있는 자로서 안심할 수 대책으로 창기 명단 작성, 성병 검사 등을 국가에서 해준다면 "가정이 다행일 뿐 아니라 사람이 다행일" 사항인 것이다. 이는 지석영 등 당대 지식인의 매독에 대한 관심사가 1차로 가정에서의 안녕에 있으며 국가에서 보장해주길 바라는 마음이 그에 뒤따르고 있음을 보여준다. 이와 함께 지석영은 1905년에 상소를 올려 의학교 부속 병원에서도 날로 매독 환자가 늘고 있고, 고종황제가 외국 규칙처럼 검사를 실시해야 한다고 주장하게 된다.[1]

지석영의 매독 검사에 대한 소망은 아이러니하게 을사조약으로 통감부 체제에 들어선 이후 이루어진다. 1906년 2월 을사조약으로 통감부를 설치되자 일본은 조선인 매음부에 대한 단속을 본격적으로 실시하게 되고 즉시 광제원 등에서 성병 검사를 실시한다. 그러나 매독 검사나 창기 검사 등이 당시 갈등 없이 수용된 것은 아니었다. 『대한매

---

1 "醫長疏請", 황성신문, 1905. 3. 21.

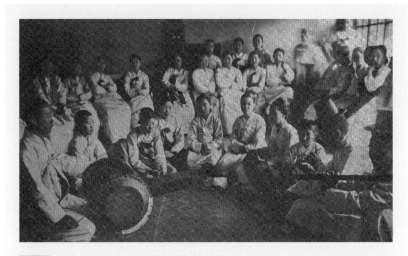

그림3 평양기생학교 사진(출처: 『日本地理風俗大系』. 東京. 新光社. 1930) 강제적 검진에 불만을 품었던 기생들은 3.1운동에 적극 참여하기도 하였다.

일신보』에서는 당시 일본의 검사 방식을 다음과 같이 묘사하고 있다. "다섯 개 경찰서 내 거주하는 기생을 집합시켜 일본 의사가 기구를 사용하여 병균을 조사하였다. 외국에서는 검사실을 정비하여 비밀 조사하는 법례이지만 이 검사는 문호를 활짝 열고 사람들이 보는 가운데 널빤지를 가운데 놓고 의상을 탈복하여 신체를 노출하야 간병기로 시험을 집행하였다니 금수로 학대함이오"[2] 즉 다른 외국과 달리 통감부의 검사는 공개된 장소에서 문을 열어젖히고 다른 사람들이 보는 가운데서 옷을 벗기고 검사했다는 것이었다. 이 같은 검사법은 당시 조선인들의 분노를 샀다.

뿐만 아니라 이 성병 검사의 효용성 역시 『대한매일신보』에서는 "여자만 병 유무를 검사한다 하더라도 남자가 병이 있으면 무슨 소용이

---

2 "檢黴無用". 대한매일신보. 1906. 2. 16.

오", "철저히 검사한다 하더라도 다른 지역에도 병이 돌아다니면 무슨 소용이오", "지금 검사에 통과하여 건강인으로 인증되더라도 매독인임이 나중에 밝혀질 수 있으니 무슨 소용이오"라고 비판하고 있다. 즉, 일제가 창기들을 대상으로 성병 검사를 하는 것은 전시용일 뿐, 실제 매독을 예방하는 데에는 별반 도움이 되지 않는다는 것이다.

❸ | 일제 강점기 매독에 관한 담론, 치료 및 예방

1. 두려운 질병, 가정의 비극

일제 강점기 매독을 비롯한 성병의 규모를 정확히 파악하긴 어렵다. 1916년 〈조선 대좌부 창기 취체 규칙〉 제정 이후 공창 내 매춘 여성에 대해서는 성병 검진이 이루어지고 통계가 작성되었지만 그 외 인구의 성병 감염 여부는 알기 어렵다. 조선총독부에서는 강제 검진은 불가능하나 "일시에 한날 전 조선 약방, 관공립 병원을 물론하고 매약 및 치료받은 사람의 수효를 조사 보고케 하여" 이를 근거로 성병 환자 수를 구할 수 있을 것으로 보았으며, 청년기 이상 인구의 50% 가량을 성병 환자로 보는 것이 적당하다는 의견을 피력한 바 있었다.[3] 일제 강점기 말이 되면 심하게는 "주민의 90%가 성병 경과자"라고 보기도 하였다.[4]

1930년대 의사들의 성병 진찰 보고 수치는 11만 6400명, 중일전쟁

---

3 "花柳病患者推定統計―壯年以上人口의 半數", 동아일보, 1928. 12. 2.
4 伊藤洞海庵, "性病과 花柳界望展", 호남평론 1937. 1.

발발 즈음 전쟁 대비를 목적으로 화류병 예방법을 실시하고자 하면서 1938년 화류병 통계를 집계했을 때, 통계상으로는 18만 6,500명, 추정치는 51만~60만 명에 달하였다.[5] 접객업 여성 등 상대로 검사한 결과는 검사 대상자의 반 이상이 될 정도로 더 높았다.[6] 그러나 이러한 통계치는 조선총독부 공식 통계상의 창기 성병 검진 통계 결과와는 매우 달랐다. 이는 당대의 의학자들도 잘 알고 있었다. "京畿道 衛生課의 昭和 4년도 京城內 娼妓의 건강 진단표와 나의 友人 植木씨의 血淸反應檢查 성적을 비교하야 보면 전자의 검사는 다만 표면적임으로 黴毒 환자의 발견이 극소수임에 反하야 후자의 血淸檢查에 의한 성적은 娼妓 2인 중 일인은 黴毒을 가지고 잇다는 것을 발견할 수 잇으니 놀라지 아니할 수 없습니다."[7] 즉, 공창의 검진만으로 성병 이환 여부를 판단할 수 없다는 것이다. 구체적으로 이같이 통계치가 달랐던 원인은 건강 진단이 의무화된 공창보다 사창에서 유병률이 더 높을 것이란 점, 성병 검사의 불완전성, 유병자보다 보균자 수치가 더 높았던 점 등으로 생각된다.

소위 조선 내 일본인들을 대상으로 한 공창과 달리 암암리에 공인되었던 사창에서는 효과적인 건강 검진이나 단속이 이루어지지 않았던 점은 '성병 관리'를 공창제 유지의 주요 목표로 내세웠던 일본 당국의 태도와 모순된다(박정애, 2009). 사실 1921년 육군 군의감 야마다

---

5 "病禍를 子孫에 遺傳하는 十萬餘花柳病者". 동아일보. 1933. 1. 3; "朝鮮에 性病者五十餘萬 花柳病豫防法實施 앞두고 朝鮮最初의 集計完成 戰時猖獗을 法的防止". 동아일보 1939. 4. 6.

6 "受診者卅七萬名中 二萬名이 花柳病者". 동아일보. 1938. 1. 21; "부산 女給, 酌婦三千名中 性病保菌者八十%". 동아일보 1938. 6. 11; "위생계에서 건강 진단을 한 바에 의하면 총인원 二百四十七명에 대하야 그중 약 四할에 해당하는 五十六명의 화류병보균자가 잇엇다 한다." 동아일보. 1938. 8. 19; "일본 창기는 35~40%에 머무르나 조선 창기는 60% 약 두 배". 朝鮮及滿洲. 1930. 5.

7 吳元錫. "可恐할 黴毒病, 그 原因治療 及 豫防法, 純潔한 청년에게 드리는 警報" 동광. 1931. 1.

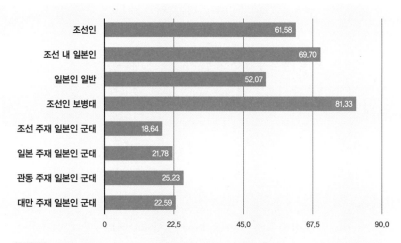

그림4 1921년 일반 환자 1천명 대 화류병 환자 비율 비교(출처: 山田弘倫,平馬左橋. 朝鮮二於ケル花柳病ノ統計的觀察. 京城: 朝鮮軍司令部. 1921) 조선인 보병대, 조선인이 높은 비율로 차지하고 있음을 알 수 있다.

(山田弘倫)와 군의정 히라마(平馬左橋)가 작성한 통계에 따르면 일반 환자 1천 명 대비 화류병 환자 수가 조선 내 일본인은 69.7%로서 일본인 일반 52.1%보다 높았다(山田弘倫 等, 1921). 이는 조선 내 일본인의 성병 유병 상황이 일본 본토보다 심각함을 의미하는 것이었으나, 일제 당국은 부정기적인 '성병 검진 및 단속' 이외에는 별다른 유효한 대응을 내세우지 않았다.

사실상 식민지 조선에서는 공창제 기반 위에 일정 수준의 성병 검진 이외에는 별다른 '성병'에 관한 사회 전반의 대책은 전무하였다. 이는 1928년 공창의 폐지와 화류병자의 밀매음 금지를 골자로 하는 화류병 예방법을 제정했던 일본 본토의 상황과 대비된다. 이는 공창에 대한 단속만으로도 조선 거주 일본인들의 성병을 적절히 관리할 수 있다는 생각 한편으로 "조혼" 등의 조건으로 인해 조선의 경우 일본

내 유행보다 성병을 다루기 용이하다는 편견 또한 깔려 있었던 것으로 여겨진다.[8]

그럼에도 일제 강점기 내내 조선 사회에서 매독은 우선 두려워해야 할 질병이었다. 당시에는 매독은 '직접 전염' 즉 남녀 간 성관계뿐 아니라 키스로도 옮길 수 있는 질병이었고 의사들은 '간접 전염' 즉 매독 환자가 쓰던 물품을 만지기만 해도 옮길 수 있다고 인식하였다.[9] 이에 관해 1910년대만 해도 지식인들은 미신에 가까운 조선 사회 풍습이나 '위생 사상 부족' 등을 탓하고 그나마 '살바르산' 등 서양 의학이 구제할 수 있음을 찬양하였다.[10] 그러나 1920년대에 들어서는 살바르산으로도 완치가 어렵다는 점 등으로 인해 매독 유행은 '문명 사회'의 절망에 가깝게 된다.

"매독으로 말하면 전신 어대던지 犯하지 안이 하는 곳이 업고 至於 정신병까지 매독으로 인하야 生하나니 그 독성이 맹렬함을 알 수 잇다. 이 花柳病에 대하야 에루리히, 하다 兩氏는 의약을 가진 박멸 대장이엇스나 아즉 공을 이루지 못하고 일부일처주의를 제창하는 에렝케 氏는 성욕 논리를 가진 선봉대장이지만은 아즉 원만하게 관철치 못하엿다. 즉 매독 박멸劑 606호로도 근절은 절망이오. 윤리상으로도 아즉 완전한 공을 이루지 못하엿스니 장차 무엇으로 박멸하리오."[11]

8 渡邊晋, "朝鮮に於ける性病問題", 朝鮮及滿洲, 1923. 5.
9 "매독(창병)에 대한 주의(장통병원 오상현씨의 말)", 매일신보. 1914. 4. 1.
10 "매독(창병)에 대한 주의(장통병원 오상현 씨의 말), 자미있는 매독의 유래, 매독과 서양 노래, 매독병의 발생지, 조선 사람의 미신, 한성병원 오상현씨 말". 매일신보. 1917.10.28
11 劉洪鍾, "衛生眼으로 본 二大害毒", 개벽. 1920. 6. 25.

2. 매독 치료제의 개발과 적용: 살바르산의 적용과 수은의 사용

매독의 경우 최초의 항균제로 살바르산, 일명 606호가 1908년 일본인 하타 사하치로(秦佐八郎)와 독일의 폴 에를리히(Paul Ehrlich)에 의해 발명되었다. 폴 에를리히는 사람 세포를 다치게 하지 않고 질병을 유발하는 미생물체만 목표로 작용하는 물질을 찾고 있었고, 비소 성분의 물질이 가능하다는 점을 발견하였다. 폴 에를리히는 이 물질의 실명 등 치명적 부작용을 완화하도록 구성 성분을 실험실에서 재가공하였고, 매독에 잘 드는 약으로 발명하였다. 폴 에를리히는 실험실에서 제조된 약물 성분 스스로가 자신의 목표물을 찾는다는 마력을 보여주었다고 설명하며 이 약을 "마법의 탄환"이라고 불렀다.

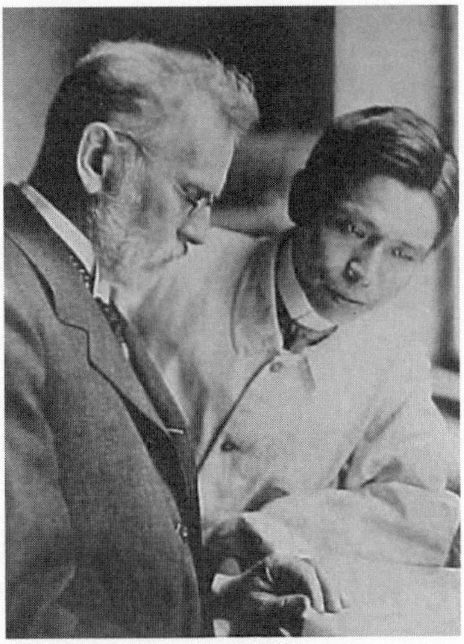

살바르산은 식민지 조선에서도 빠르게 알려지고 도입되었다. 1911년 1월 25일 『신한신보』에서는 "미국인 엘리릐와 일인 하다리라는 두 사람이 연구하야 신발명한 약은 아물히 어려운 창이라도 약침을 한 번 혹 두 번 맞게 되면 거근된다는데"라고 보도하였고,[12] 같은 해 4월 『해양연구소보(海洋研究所報)』에서는 "근일 당지 자혜의원에서는 실지를 응용하야 효과

그림5 폴 에를리히와 그의 조수 일본인 하타 사하치로. 1908년 살바르산 606호가 발명되었을 때의 사진이다.

---

12 "매독에 명약". 신한민보. 1911. 1. 25.

가 매활할뿐더러 가격이 저렴하야 6원에 불과하며 남녀를 물론하고 신구매독 간에 1회만 주사하면 즉속히 거근쾌복하야 영효가 신기하다더라.”라고 보도하고 있다.[13] 이들 기사는 살바르산 치료를 지나치게 과장하고 있으나 그만큼 이 약이 획기적인 신약으로 받아들여졌음을 짐작할 수 있다.

의료계에서는 1911년 조선의학회 창립 총회 특별 강연에서부터 유명 의학자 시가 기요시가 살바르산의 올바른 용법에 관해 강의하였으며, 같은 총회에서 '살바르산 주사 후 성홍열 피부 발진의 예 보고', '606호 주사에 대한 몇몇 주의 사항', '안과에서의 살바르산 효과' 등의 강연이 뒤를 이었다. 이는 1910년 하타가 내과학회에서 살바르산 발견을 발표한지 불과 1년 뒤였다. 살바르산의 일본 내 생산은 1914년 제1차 세계대전 발발 이후 공장 제조가 가동되면서 본격화되었고, 전쟁으로 인해 살바르산 유통 역시 심화되었을 것으로 보인다. 1915년 『경성일보』 매독약 광고에는 이미 “606호를 맞고도 효용이 없는 자는 본 매약을 먹을 것”을 주되게 광고하기 시작하였다.[14]

살바르산은 매독 치료에 큰 돌파구를 가져왔지만, 그 효과에 대해서는 의문시되는 경우가 많았다. 임상 의사들은 이 약의 효과에 대해 의문시하는 경우들이 많았다. 1920년대 경성제국대학 의학부 교수 코스기 토라이치(小杉虎一)의 경우 시험관의 살바르산 위에 병원체를 넣었을 때 병원체가 사멸하는 결과가 아니라 오히려 왕성해지는 결과를 가져온다고 지적하며, “사실 의사들이 경험한 곳에서 미묘하게 처음의 기대와 배치되는 결과도 없지 않다.”, “에를리히 박사의 이론은 성

---

13 “梅毒新藥神效”. 海洋硏究所報. 1911. 4. 29.
14 경성일보. 1915. 9. 5.

립할 수 없으며 (……) 현재 작용 기전은 전혀 불명에 가깝다."고 지적하였다.[15]

매독의 근본적 치료는 살바르산, 수은, 옥도제 3가지 약제를 병행하는 것이며 살바르산 주사 후 수은 연고를 바르고 옥도제를 복용할 것을 권하였고, 창연제 역시 새로운 치료로 권장되었다(小杉虎一, 1929). 1930년대 들어 창연제는 옥도제 대신 표준 치료로 권장되었고, 오히려 창연제가 살바르산보다 더 효과적이라는 의견도 서구에서는 많았다. 서구에서도 매독 치료의 표준적 방법은 매주 1회 1~2년간 살바르산을 주사 맞고 종종 수은과 창연(비스무스)을 함께 쓰는 방법이었다(J Parascandola, 2008). 그 외 '말라리아 요법'이라 하여 인공적으로 발열을 시켜 치료하는 방법도 권장되었으며, 특히 살바르산이 듣지 않는다고 알려진 뇌매독 등에 잘 듣는다고 기사화되었다.[16]

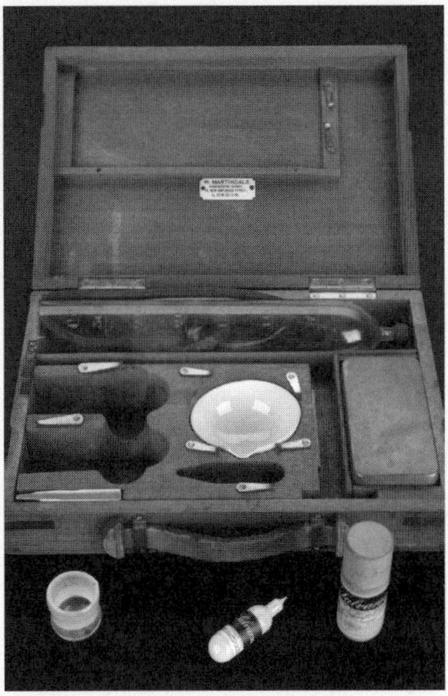

일제 강점기 내내 살바르산의 작용 기전은 충분히 설명되지 않았을 뿐만 아니라 비소 성분으로 인해 피부 괴사, 신부전, 간 손상 등 독성이 심하게 와서 사망에 이를 수도 있었다. 특히 유전성 매독이나 말기 신경매독 등에는 별 효과를 발휘하지 못했다. 안과에서도 살바르산 부작용으로 시

그림5 1909년~1912년 독일에서 쓰인 살바르산 치료 키트 (출처: Wellcome Trust)

15 小杉虎一, "花柳病の話(七)", 警務彙報, 1929. 11.
16 "神經衰弱비슷한 危險한 腦梅毒", 중외일보, 1928. 2. 7.

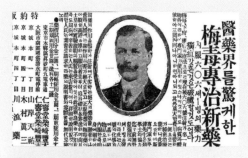

그림7
당시 일간지의 살바르산 광고
(『동아일보』 1922년) 에를리히
의 얼굴을 광고에 삽입, 약에
대한 신뢰성을 높였다.

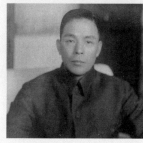

그림8
경성제국대학 의학부 병리학 교실 코스기 토라이치
(小杉虎一)(출처: 경성제국대학 의학부 졸업 앨범)
살바르산 효과에 대해 의문을 품었다.

력 장애 등이 올 수도 있었다. 내과에서는 살바르산 사용이 황달 등 간
손상이 올 수 있다고 하여 꺼렸으나 피부과에서는 적극 권장되었다.

살바르산, 수은, 창연제 등은 각각의 독성과 제대로 치료받지 못했
을 때의 부작용 때문에 더욱더 의사의 지도를 중하게 다루었다. 살바
르산에 대한 의사들의 새로운 경각심은 또 한편으로 살바르산이 특효
약처럼 선전되어 1회 맞으면 모두 낫는 것처럼 인식되는 데에 있었다
(吳元錫, 1931). 자가 치료는 다음 글처럼 금기시되었을 뿐만 아니라 조
롱의 대상이 되었다.

"어떠한 선생님은 항상 피상적 관찰로 용이히 창병이라고 진단하야
피우던지 먹이던지 미로에 방황하는 병인으로 시험줄을 삼아 중극한
약재로 한 번에 신기를 쇠모케 하고 두 번에 잘못하면 만성 중독으로
죽기도 십상팔구인즉 이러한 경우에 만일 덕실한 창병 같으면 얼마쯤

병독을 억압하야 효험이 있는 것 같으나 참으로 창병이 아니면 부절없이 약의 해독을 받아 도리혀 딴병을 한 가지 더 장만하는 일도 없지 않으며 (……) 의원에게 진찰도 밧지 아니하고 자의로 창병으로 진단하여 서슴지 않고 독제를 시험하는 용기가 참으로 반가통 이상의 의원에 대항할 만하오. "[17]

살바르산이 널리 사용되던 시절에도 수은제는 병행되어 많이 사용되었다. 그러나 앞서 알렌처럼 한의학 혹은 무면허 의사의 수은 사용은 사회적으로 문제시되었다. 한의학에서는 매독 치료에서 수은을 서양의학처럼 수은을 연고로 바르거나 복용, 주사하는 방식이 아니라 '불로 피워서 연기를 내는' 방식이었고 이로 인해 다수의 수은 중독 환자 및 사망이 발생하였음을 당시 신문지상에서는 반복적으로 다루었다.[18]

당시 수은 치료로 문제가 된 사례들은 대다수 자가 치료나 한의사들로부터 치료받은 경우들이었으나 전기 요법을 전공한 기술자가 수은을 영약으로 소개하여 치료한 경우도 있었다.[19] 이들 기술자가 수은을 이용한 치료에까지 손을 뻗게 된 데에는 살바르산의 도입에도 불구하고 그 효과에 대한 의심이 많아 수은의 인기가 높은 것도 한몫하였다. 1930년대 이후로는 신문지상에서 매독에 즉효를 볼 수 있는 과학적 수은 제제를 생산하는 연구소가 광고를 내는 경우가 많았다.[20]

---

17 "衛生講談: 花柳病은 여하한 害毒이 有乎아". 매일신보. 1915. 3. 12.

18 "水銀 든 藥 피우다가 一家族이 全滅". 동아일보. 1926. 12. 16. ; "水銀中毒으로 一名死亡, 三名瀕死". 동아일보. 1927. 04. 22.; "水銀까스에 中毒─少女三名慘死". 동아일보. 1934. 1. 16.; "엉터리醫員이 생사람 잡아". 동아일보. 1935. 4. 16.

19 "危險한 假醫師 水銀으로 함부로 治病". 동아일보. 1936. 3. 27.

20 "梅毒과 胎毒은 腦와 脊髓를 좀먹어 斷然有効한 水銀劑의 威力". 동아일보. 1931. 9. 19.; "梅毒根治 コロイゲン水銀". 동아일보. 1932. 4. 13.; "六○六号의 疑惑과 梅毒의 絶對療法". 동아일보. 1938. 2. 27.

수은 치료는 살바르산 도입에도 불구하고 많이 선호된 치료였고, 일반인들이 쉽게 치료에 접근하였을 뿐 아니라 한의사, 심지어 매약 기술자들 역시 수은 치료 시장에 뛰어들었다.

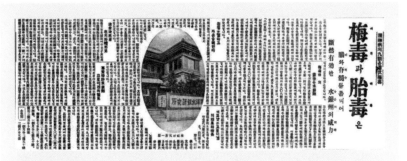

그림9 『동아일보』 1931년 과학적 수은 제제 광고. 과학자들과 매약 기술자들에게 수은 치료 시장은 급부상하는 시장이었다.

3. 예방: 금욕, 콘돔, 그리고 예방약

일제 강점기 매독 등 성병을 예방할 수 있는 방법으로는 금욕, 콘돔, 예방약, 세척법 등이 있었다. 이 중 가장 강조된 예방 담론은 금욕이었고, 일차적으로 '화류계를 멀리하는 것'이었고 단순하게는 '도덕적' 성교를 유지하는 것이었다. 공창제 폐지 운동이 존재했지만, 대부분 의사들은 공창제 폐지에까지 이르지 않더라도 적어도 성교는 부부간의 성교로 국한하여 엄격히 금욕을 유지해야 한다고 보았다. 조선인 지식인들은 남녀 공히 도덕적 성교 및 정조 유지의 의무가 있다고 표현하거나 남성들이 일찍 결혼해야 하고 성에 관해 주견을 고쳐 근신하는 태도를 가질 필요가 있다고 주장하는 한편 『매일신보』나 총독부 당국은 남성의 정조 관념을 강조하였다.

"특히 남성의 정조 관념은 여성의 인격에 대한 존중에 있다. 실제로 화류병 박멸 대책의 근본을 이룬다 할 수 있다. (……) 남자가 정념하게 반성하고 여자가 명민하게 자각하는 것이야말로 중대한 사회 문제이다."[21]

"그보다 유전학상에 큰 영향을 밋치게 하는 것은 실로 화류병이다. 이것은 유전뿐만 아니다. 우생학상으로 보아 몹시 조치 안은 결과를 밋치는 것이다. 그럼으로 정조 관념을 강하게 가지기를 바라는 것은 녀자보다도 남자이니 녀자뿐만 정조를 직히라고 강요하고 남자는 무정조하야 화류병 갓흔 것을 올마와서 유전상 또는 우생학상 무서운 영향을 이르키는 것은 매우 생각할 문제이다."[22]

"남자는 병균이 오르지 아니하고 보균만 되다가 부인에게 옴는 일이 있으며 (……) 더구나 자손에 미치는 결과로 보면 폐질환보다 화류병이 무서운 것이니 이 같은 병은 보통 남자가 옮아오는 것으로 요컨대 남자가 정조 생활을 아니하는 곳에서 오는 것이다."[23]

그 외 콘돔, 예방약, 세척법 등 성관계와 동시에 성병 감염을 예방할 수 있는 방법들에 대해서도 조선인 신문 잡지 등에서는 '절대 안전하지 않음', '충분치 않음'을 강조한다. "시중에 판매하는 여러 가지 예방약은 사용하지 아니함보다는 다소 효과가 잇으나 절대 안전한 것은 못되며 '삭구'도 또한 그럿습니다."(吳元錫, 1931) 예방에 대한 홍보 역시 불충분했는데 이는 일정 정도 피임법에 대한 홍보가 불가능한 점과도 관련이 있었다. 당시 잡지 기사들을 보면 피임에 관한 문의에 의사들

---

21 宮本元, "花柳病豫防撲滅と刑罰法規", 警務彙報, 1928.6.
22 "男子의 貞操問題(三)-貞操觀念은 女子보다 男子", 매일신보, 1927.1.16.
23 "男子의 貞操問題(四)-結核보다 더한 花柳病菌도 남자의 정조가 업는 곳에 생기는 것이다", 매일신보, 1927.1.18.

이 "현재 조선에서는 피임법 공표는 불가능하다"라고 반복적으로 전달하고 있음을 볼 수 있다.

"기자=산아 제한하려니까 피임 수단을 취하는 것이 아닙니까. 정석태(鄭錫泰)=해석하자면 그렇겠지요. 그러나 지금 피임은 죄악이라고 봅니다. 스사로 생산되는 생명을 업새게 한다 함을 현대 법률로는 용인하지 안치요. 박창훈(朴昌薰)=그렇기에 신문 잡지에다가도 피임약 광고를 못하게 합니다."[24]

"조선에서는ー조선에는 아무것도 없다. 그러나 하고 싶어 애쓰는 사람은 부지기수다. '어서 피임법이나 말해라.' 미안하지마는 그것은 여기에 발표할 자유가 없다. 개인적으로 말하는 것은 상관없지마는 피임법을 공표하는 것은 일본 법률이 아직 허락치 않는다."[25]

그러나 콘돔 등의 방법이 우수하다는 점은 조선인 의학자들은 잘 알고 있었다. "임질 때 말씀과 같이 콘돔을 쓰고 성교 후에 세척하면 안전하지요. Lysol, Carbol, Alcohol 등 무엇이고 좃소",[26] "(임질에서 삭구(콘돔)는) 제2의 방법입니다. 일본 특히 동경은 법률로 매춘부에게 '삭구(콘돔)'를 주어 반듯이 쓰게 하고 있는데 성적이 양호합니다. 교접 후엔 '삭구'를 검사케 하야 파열치 않았으면 안심, 둘째 '삭구'를 안 쓰든가 또는 찢어진 즉시면 더욱 조코"[27] 그럼에도 불구하고 콘돔을 사용하면 착용감이 불쾌하고, 찢어지는 위험이 있을 뿐 아니라 임질균 매독균이 있어서 유해하다는 의견이 의학적 전문가의 견해로 제시되기도 하였다.

---

24 "심야에 병원문을 두다리는 '産兒制限'의 新女性群". 삼천리. 1937.5.1.
25 "産兒調節의 意義와 現勢, 東光大學 제7강 社會問題篇". 동광. 1931.9.4.
26 이영준. "미독좌담회". 朝鮮醫報. 1933.12.
27 이영준. "임질 제2회 좌담회". 朝鮮醫報. 1933. 9.

"'곤도-무'는 有害한가 (……) 問 '곤도-무'를 쓴다면 암만하여도 녀자들은 부족하여 하는 모양일뿐더러 그것이 건강상에 해롭지 안켓습니까(釜山 一勞動者). 답(答): '곤도-무' 즉 보통 세상에서 말하는 '삭크'로 말하면 그것은 '고무'로 만든 것입니다. 넷날 이약이를 드르면 궁

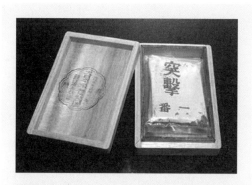

그림10 일본제국 육군에서 쓰였던 콘돔(삭구) 『突擊一番』: 종군위안부에게 사용했을 것으로 추정된다.

궐 안이나 큰 명문거족에서는 아조 엷분 명주로 만들어 썻든 일이 잇다는데 그때에 비교하면 고무로 만든 오늘것이 대단히 리상적이라 할 것이외다. 그러나 생각하여 보시지요. 남성의 정액(精液)이 녀성 측에 가지 못하고 - 다시 말하면 부인들이 늘 필요로 하는 남성의 분비물(分泌物)이 이 '곤도-무' 때문에 흡입(吸入)되지 못하니까 생리적으로 보아서 해로울 것은 정한 일입니다. 그밧게 '곤도-무'를 현미경으로 자세히 검사하여 보면 대개 썩 조흔 것이 아니면 (한 개에 오륙십 전 가는) 거기에는 조고마한 구멍들이 무수히 잇습니다. 그러기에 림질균 매독균이 들기 쉽지요. 그러타고 썩 두터운 고무로 된 것을 사용하면 남녀 량성의 감각을 삭감 식히는 터이니까 그럴 수도 업는 일이지요."[28]

세척법도 곧잘 쓰이는 방법이었다. 주로 과망간산가리움, 석탄산, 초산은 등의 소독제를 이용하는 방법들이었고 조선총독부에서도 다

28 鄭錫泰, "産兒調節所(3)", 삼천리, 1931. 5.

음과 같은 세척법을 장려하였다. "직후의 방뇨와 세수를 행할 시 세수에는 50배의 과망간산가리움액 기타 적당의 약액을 사용하여 요구에 따라 공의는 조합 투약할 것"[29], "(임질 예방을 위해) 하루밤쯤 자고라도 돈좌 요법(頓坐療法)으로 0.5% 푸로타골이나 0.25% 초산은(硝酸銀)으로 400cc 가지고 요도를 씻소. 혹은 0.5%로도 씻소. 그러면 초기 증상은 돈좌(頓坐)적으로 박멸할 수 있는 경우가 많소."[30] 그리고 예방약의 경우 수은 제제나 살바르산 제제를 약화시킨 예방약을 복약하거나 요도에 집어넣는 방법, 크림으로 만들어 바르는 방법 등을 사용하였다.[31] 조선총독부 경무국 역시 화류병 예방 대책의 일환으로 여러 종류의 성병 예방약을 자체적으로 싼 가격에 공급하며 개발하게 된다.[32]

그러나 이러한 경무과의 예방약 판매는 다음과 같이 돈벌이로 조롱받거나, 강제 매약으로 해석되었다. 효과가 입증되지 않는 예방약을 판매하는 것이 좋은 성병 예방 대책으로 받아들여지기 만무하였던 것이다.

"걸인을 정리한다 하며 (······) 그들의 식비는 매일 십 전이 드는바 돈벌이로는 경기도 위생과장이 발명한 '오오스메'를 만드는 것으로 현재 매일 평균 오백 개를 만들어 한 개에 일 전 삼 리를 남기고 오 전에 팔므로 그 수입으로 지탱한다."[33]

"산도구라는 화류병 예방약이라는 약을 가지고 상주경찰서의 후원

---

29 "羅馬帝國을 亡케 한 花柳病退治實行 예방약을 반듯이 쓰도록 장려 咸南道衛生課의 決意". 매일신보. 1930.4.16.

30 이영준, 앞의 글. 朝鮮醫報. 1933. 9.

31 瀨戶潔. "性病의 常識". 警務彙報. 1931. 7.

32 "花柳病의 名藥發明-주방위생과장이" 매일신보. 1928. 11. 17.; "오스스메宣傳 본정서에서" 매일신보. 1928. 12. 19.; 性病豫防藥 試驗成績良好. 동아일보. 1929.2.3.; "羅馬帝國을 亡케 한 花柳病退治實行 예방약을 반듯이 쓰도록 장려 咸南道衛生課의 決意". 매일신보. 1930. 4. 16.; "性病豫防藥 三德을 奬勵 대구서에서". 매일신보. 1930. 5. 21.

33 "花柳病豫防藥製造 每日卄錢收入". 동아일보. 1929. 4. 30.

을 얻어 가지고 시내 각 음식점과 상주 각 면 음식점자에게 한 갑에 일 원 오십 전씩 강제로 판다 하여 여론이 자못 비등"[34]

4. 화류병과 결혼의 문제

일본에서는 1928년 화류병 예방법으로 화류병 걸린 이가 매음을 하거나 화류병 걸린 이의 매음을 중매하면 징역이나 벌금형을 내렸다. 1939년에는 국민우생법이 도입되어, 나환자와 더불어 매독 환자의 경우에는 단종 시술 후에야 결혼하도록 하였다.

그럼에도 조선에서는 화류병자의 결혼 문제에 대해 반대하는 견해는 강하지 않았다. 1920년대 일본 부인의 '사회적 신운동', 즉 화류병 남자 결혼 금지 법안 운동의 영향을 받은 허영숙이 "화류병자에 한해서 법률의 힘으로 일정한 제재를 주기를 요구합니다. 의사가 (……) 화류병자에 대해 법률이 제재한다는 사실만으로도 큰 효과가 있을 것이올시다. (……) 화류병자의 결혼을 법률의 힘을 빌어 제재하는 것을 요구하는 것이올시다."라고 강하게 주장한 것이 최초였다.[35] 이 같은 견해는 다음과 같이 이상에 어긋나는 현실 방편에 지나지 않는다는 사회주의적 반대에 부딪쳤다.

"법률의 제재로 결혼 조건을 개선하는 것이 소위 여사의 이상인가요? (……) 부인 문제 근저에는 특히 혼인이라는 종래의 제도에는 매독보다 더한 공포할 만한 사실이 잠재하얏소이다. (……) 소생은 일시

---

34 "警察署後援의 强制賣藥에 非難". 동아일보. 1929. 10. 29.
35 "花柳病者의 婚姻을 禁할일". 동아일보. 1920. 5. 10.

적이나 영구적이나 매음은 다 같이 부인할 필요를 감합니다."[36]

조선인 남성들은 대체로 성병 환자 결혼이 가능하다고 보고 있었다. 결혼을 앞둔 사람은 우선 성병을 다 치료하고 재발 위험이 없는지를 확인한 후 결혼할 것을 권고받았다.[37] 또한 만성 성병 환자의 결혼 일화를 다룬 단편 김동인의 「발가락이 닮았다」처럼 성병을 부인에게 옮기는 것보다 성병으로 인하여 생식 불능 상태가 되는 점이 더 큰 남성의 희비극이 된 작품도 있었다. 1939년 일본에서 국민우생법이 도입된 후에는 성병을 가졌다고 해서 결혼을 금지하는 것이 더 좁은 견해라는 의견도 있었다.

"주위의 모든 환경들이 남성들을 자연 만혼으로 이끌고 있습니다. (……) 만일 우리들이 남성의 정조 그것을 결혼 생활의 필요조건으로 삼는다면 성병과 결혼은 도시 문제꺼리도 되지 않거니와 그렇지도 않은 낱낱에 있어 성병환자 혹은 그 전과자를 악덕배로 일축해 버린다는 것은 좁은 견해임을 면치 못할 것입니다. (……) 성병도 병임에는 마찬가지입니다"[38]

결혼한 상태에서 남편으로부터 성병을 옮은 사례들도 곧잘 발생하였으나, 적절한 이혼 사유로 다루어지지 않았다.[39] 남편으로부터 성병을 옮았으나 도리어 병을 앓는다고 이혼, 축출당하는 사례도 종종 발생하였다. 일제 강점기 말에 들어서야 위자료를 청구한 사례가 특이 사례로 보도될 뿐이었다.[40]

---

36 "許英肅女史끠 女史의 '花柳病者의 婚姻禁止論'을 일고서". 동아일보. 1920. 5. 26.
37 高文龍. "梅毒에 關하야". 新民公論. 1921.7.; "결혼하기 전에 치료해둘 병(일)". 동아일보. 1929. 8. 4.
38 정근양. "성병과 결혼". 여성. 1939. 10.
39 "제가 병 옮겨주고 알는다고 逐出". 동아일보. 1928.03.21.; "六處女의 貞操蹂躪 惡病傳染시켜 逐出". 동아일보. 1936. 4. 16.
40 "慰藉料請求 萬餘圓 變心한 男便 걸어". 동아일보. 1939. 9. 20.

❹ | 결론

　근대화와 근대 의학의 도입은 성병에 대한 새로운 장을 열었다. 근대 의학의 도입뿐만 아니라 성병 환자에 대한 통계, 창기에 대한 성병 검진의 도입 등을 통해 식민지 조선에서는 '성병'을 치료를 통해 없애야 할 대상으로, 의학적 관리의 대상으로 새롭게 인식하였다. 그러나 이는 근대 의학 기술의 완전한 수용이라기보다 당시 담론들을 통해 취사선택되었다.

　살바르산 606호의 도입은 성병, 특히 매독이 의학적 퇴치의 대상이 될 수 있다는 희망을 가져다주었다. 그러나 살바르산 치료는 오래 걸릴 뿐 아니라 치명적 독성 가능성 때문에 '전문가 의사'에게 맡기지 않으면 안 되었고, 의사들조차 그 효능에 의심을 갖는 경우가 많았다. 살바르산의 한계 때문에 서양 의학 역시 전통적 치료제인 수은을 활용하였으나 이는 한편으로는 전통적 수은 치료법을 폄하하는 가운데에서 이루어졌다. 그러나 당시 사회에서 수은은 전통적 치료법으로, 혹은 새로운 매약 시장으로 환영받았다.

　성병의 예방은 다양하게 가능했으나 예방법이 널리 알려지지는 않았다. 여기에는 피임에 대한 금기, 그리고 쉽게 찢어지고, 불편감을 주며, 심지어 매독균 등의 온상이 된다는 당시 콘돔에 대한 인식 또한 작용하였다. 조선총독부는 예방약을 만들어 판매하는 성병 예방 대책을 마련하였으나, 예방약의 효능에 대한 의심과 유상 배포 정책으로 말미암아 제대로 받아들여지지 않았다.

　일제 강점기 내내 성병 전파의 온상은 소위 '화류계'였지만 성병 전파의 주체는 남성들이었다. 조선인 남성들은 '그동안의 조혼의 풍습 때문에 성병 전파 기회가 적었으나', '(조선 남성들의) 만혼이 늘어 성병 전파 기회가 늘어난' 주체들로 인식되었다. 화류병자와의 결혼 반대 담론은 남성들의 성병 전파에 대한 반대였지만 식민지 조선에서 이러한 의견들은 여러 이유로 받아들여지지 않았다. 식민지 조선에서 성병의 비극은 (쉽게 나을 수 있는) 남성이 가정으로 병독을 옮겨 유전 등으로 '영구화된' 가정(그리고 여성)의 비극이었다.

참고문헌

- 『동아일보』
- 『매일신보』
- 『삼천리』
- 『동광』
- 『황성신문』
- 『대한매일신보』
- 『警務彙報』
- 『朝鮮及滿洲』
- 『朝鮮醫報』
- 『朝鮮醫學會雜誌』

- 山下英愛. 1992. 『한국 근대 공창 제도 실시에 관한 연구』. 이화여자대학교.
- 山田弘倫, 平馬左橋. 1921. 『朝鮮ニ於ケル花柳病ノ統計的觀察』. 京城: 朝鮮軍司令部.

- 김미영. 2006a. 「일제하 한국 근대 소설 속의 질병과 병원」. 『우리말글』 37: 309-336.
- _____. 2006b. 「일제하 『조선일보』의 성병 관련 담론 연구」. 『정신문화연구』 29: 389-417.
- 박정애. 2009. 『일제의 공창제 시행과 사창 관리 연구』. 숙명여자대학교.
- 신규환. 2008. 「개항, 전쟁, 성병 : 한말 일제 초의 성병 유행과 통제」. 『醫史學』 17 (2): 239-255.

- Gross, G. 2011. *Sexually Transmitted Infections and Sexually Transmitted Diseases*. Springerverlag: Berlin Heidelberg.
- Jefferys, W. H., and M. D. James L Maxwell. 2007. *The Diseases of China*. Kessinger Publishing.
- Parascandola, J. 2008. *Sex, Sin, and Science: A History of Syphilis in America*. Praeger Pub Text.

chapter 05

감염병
공중 보건 위기,
위험 지각
그리고 미디어

이병관

감염병 공중 보건 위기, 위험 지각 그리고 미디어

이병관(한양대학교 언론정보대학 교수)

❶ | 들어가는 말

현대인은 수없이 많은 위험 요소에 노출되며 살아간다. 특정 위험에 대한 사람들의 반응 중 우선은 위험 그 자체에 대한 반응이다. 그러나 리스크 커뮤니케이션 이론과 실무에서는 객관적으로 평가되는 실재적 위험과 같은 수준 또는 그 이상으로 사람들이 생각하는 주관적 위험에 대한 반응에 초점을 맞춘다. 실재 위험에 대한 사람들의 주관적 평가를 '위험 지각(risk perception)'이라고 한다.

20세기 초 미국의 저명 저널리스트였던 월터 리프먼(Walter Lippmann: 1889~1974)은 1922년 저술인 『여론(Public Opinion)』에서 실재 세계와 우리가 인식하고 있는 주관적 세계와의 관계를 날카롭게 논의한 바 있다(Lippmann 1922). 리프먼의 우화는 1차 세계대전이 발발한 1914년, 한 섬에 모여 사는 영국인, 프랑스인, 독일인의 이야기로 시작된다. 이곳에서 바깥세상을 알 수 있는 통신 수단은 2달에 한 번씩 오는 우편 증기선이 유일하다. 전쟁이 발발한 지 6주가 지나서야 영국과 프랑스가 독일과 전쟁을 치르고 있다는 사실을 알게 된다. 그 소식을 듣기 바로 전까지만 해도 이들 세 나라 사람들은 서로 즐겁게 식사를 하고 이야기를 나누는 친구였다. 리프먼은 이 우화를 "이들이 실상 서로 적이었을 때 마치 자신들이 친구인 것처럼 행동한 이상한 6주 (strange six weeks)"라고 표현하고 있다. 리프먼은 "개인의 행위가 직접적이고 명확한 지식을 기반으로 이루어지는 것이 아니라, 그 자신에 의해 만들어진 그림, 또는 그에게 주어진 그림들을 바탕으로 이루어지는 것"이라고 주장한다. 어쩌면 사람들의 행동이란 실재적 실체에 의한 것이 아니라 그들의 머릿속의 그림들에 의한 전형화된 반응일지 모른다. 리프먼은 매스 미디어를 사람들의 머릿속의 그림들을 형성하는 주요한 기제로 보았다.

리프먼이 제시한 우화는 왜 위험 요인의 통제에 있어 객관적·실재적 위험 못지않게 위험에 대한 사람들의 주관적 지각을 고려해야만 하는지를 잘 보여준다. 위험에 대한 사람들의 주관적 지각은 그 위험에 대한 태도적·행동적 반응과 매우 높은 상관관계가 있기 때문이다. 지금까지 수행된 많은 리스크 커뮤니케이션 연구는 위험에 대한 공중의 지각이 그 위험에 대한 과학적 평가와 일치하지 않는다는 증거를 확인해왔다(Slovic 1987; Slovic, Peters, Finucane, & MacGregor 2005). 실제로 우리는 과거의 많은 경험을 통하여 건강을 위협하는 위험 요인에 대하여 공중이 실제적(혹은 과학적) 위험보다 더 과다한 공포를 보이거나, 때로는 덜 공포스런 반응을 보이는 것을 보아왔다. 위험에 대한 공중의 오지각(misperception)은 결국 효과적이고 성공적인 위험 통제를 방해하는 주요 요인일 수밖에 없다. 이러한 맥락에서 미디어는 개인의 위험 지각에 큰 영향을 미치는 매우 중요한 요소이다. 따라서 본 장에서는 감염병과 관련한 헬스 리스크 맥락에서 미디어가 공중의 위험 지각 형성에 어떤 영향을 미치는지에 대한 다양한 이론적 · 실제적 논의를 하고자 한다.

❷ | 위험 지각(risk perception)과 미디어

'위험 지각'이란 "인간 혹은 인간의 가치를 위협하는 상황이나 사건에 대한 사람들의 인지적 정서적 반응"(Setbon, Raude, Fischler, & Flahault 2005; Slovic 1987; Slovic & Peters 2006), 혹은 "개인이나 집단의 잠재적인 부정적 결과에 대한 평가"(Ostrom & Wilhelmsen 2012)로 정의된다.

위험 지각은 크게 객관적인 위험 지각과 주관적인 위험 지각으로 나눌 수 있다. 여기에서 객관적 위험 지각은 주로 전문가들이 평가하는 과학적인 지각으로, 위험이 발생할 확률과 사실에 근거한 '실제' 위험이다(Graham & Rhomberg 1996). 반면, 주관적 위험 지각은 전문가가 아닌 일반인들의 개인적 관점에서 지각되는 위험을 의미한다. 일반인들은 전문가들만큼 위험에 대한 과학적 지식을 가지고 있지 않고, 또한 그러한 지식이 있다고 하더라도 위험을 지각하는 데 있어 지식과 사실을 기반으로 분석적이고 이성적인 평가를 하기보다는 단순한 인상이나 인지적 지름길(cognitive shortcut)을 이용하여 감정적이고 '만약'의 가정에 더 의존하여 판단하는 경향이 있다. [그림 1]에 나타난 것처럼 지금까지 수행된 많은 리스크 커뮤니케이션 연구는 위험에 대한 공중의 지각이 그 위험에 대한 과학적 평가와 일치하지 않는다는 증거를 확인해왔다(Slovic 1987; Slovic, Peters, Finucane, & MacGregor 2005).

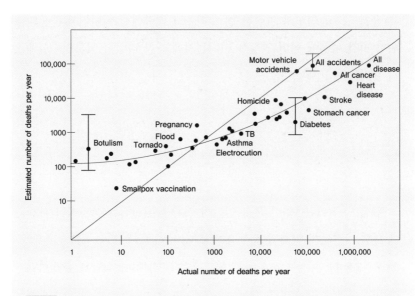

그림1 위험별 연간 실제 사망률과 일반인들이 추정한 사망률(출처: Slovic et al, 1985)

예를 들어, [그림 1]의 선형라인에 해당하는 것은 실제 사망률과 일반인들이 추정한 사망률이 일치하는 점이다(예를 들어, 오토바이 사고). 따라서 선형라인의 윗부분에 해당하는 위험(예들 들어, 토네이도, 홍수, 홍역 등)은 실제 사망률보다 과도하게 평가되고 있는 반면, 선형라인의 아랫부분 즉 천식, 결핵, 당뇨 등은 실제 사망률이 과소평가되고 있다는 것을 보여준다. 결국 위험 지각은 "특정 위험의 특성과 심각성에 대해 사람들이 내리는 주관적 판단"이라고 봐야 한다. 이런 점에서 일반 공중에게는 실제 위험보다는 그 위험에 대한 그들의 지각이 더 실재에 가까울 수 있다. 리스크 커뮤니케이션 학자인 샌드맨(Sandman 2012)은 위험을 위험성(hazard)과 분노(outrage)의 합으로 평가하여야 한다고 주장한다. 예를 들면, 샌드맨은 위험성과 분노를 축으로 하는 위험 평가 매

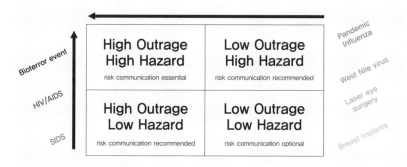

그림2 위험 평가를 위한 매트릭스

트릭스를 [그림 2]와 같이 제시한다. 즉, 각각의 위험은 위험성과 분노의 측면에서 4개의 분면으로 구분될 수 있다. 샌드맨은 특정 위험이 이들 4개의 분면 중 어디에 위치하고 있는가에 따라 커뮤니케이션 전략을 달리 수립해야 한다고 주장한다. 예를 들어, 영아돌연사(SID)와 같은 낮은 위험성과 높은 분노를 가진 위험은 분노 관리(outrage management)를 수행해야 하는 반면 인플루엔자 대유행(pandemic influenza)과 같은 높은 위험성과 낮은 분노를 갖는 위험은 공중의 예방 행동을 유도할 수 있는 커뮤니케이션이 수행되어야 한다는 것이다.[1]

어찌 되었든, 전문가와 일반인의 위험 지각의 차이는 일반인들도 전문가들처럼 이성적이고 과학적으로 위험을 판단할 것이라는 이성적 모델에 기반을 둔 사고에 오류가 있음을 시사한다. 따라서, 전문가들의 시각에서 벗어나 어떻게 하면 일반인들이 보다 정확하게 위험을 지각하는지를 연구하는 것이 리스크 커뮤니케이션 분야의 학자들과

---

1 샌드맨이 당시 예로서 제시한 각 위험의 속성은 현재의 관점에서는 달라질 수 있다.

실무자들 모두에게 중요한 과제가 되었다.

　최근 인플루엔자 대유행의 위협과 그에 대한 우려는 전 세계적으로 초미의 관심사가 되었다. '대유행'이란 지속적으로 변이되어 나타나는 새로운 인플루엔자에 대한 자연적 면역력이 사람들에게 없기 때문에 그것이 빠르게 확산되고 사람들에게 치명적인 위해를 가하는 상황을 말한다. 지난 세기 가장 치명적이었던 대유행은 1918년에서 1919년에 유행했던 '스페인 플루'인데, 이 당시 전 세계적으로 약 4천만 명이 사망하였다. 그 이후 1957년에 '아시안 플루', 1968년에 '홍콩 플루' 등이 심각했던 대유행으로 꼽힌다(Petts, Draper, Ives, & Damery 2010). 가장 큰 문제는 또 다른 대유행이 언제든지 발생할 수 있지만, 왜 그리고 언제 발생할지 예측할 수 없다는 것이다. 게다가 현재까지 이러한 대유행을 막을 수 있는 주요 수단으로 비약리적 중재(nonpharmacological interventions), 즉 손 씻기, 마스크 하기, 기침 에티켓, 학교 폐쇄, 혹은 격리 등에 의존할 수밖에 없으며, 이는 1918년 치명적인 스페인 플루 상황과 크게 다르지 않다(Morse, Garwin, & Olsiewski 2006). 앞에서 언급한 바와 같이, 위험 지각은 이와 같은 감염병과 관련한 위기 상황에서 효과적 리스크 커뮤니케이션을 하기 위해 필수적으로 고려해야만 하는 요인이다. 인플루엔자 대유행 상황에서 효과적인 리스크 커뮤니케이션은 조언과 정보를 제공하고 공중을 안심시킬 수 있을 뿐만 아니라, 사람들의 자발적인 예방 행동의 수행과 대유행의 국가적 통제와 관련한 지지를 이끌어내는 데 필수적이다(Petts, Draper, Ives, & Damery 2010). 이를 위해 지금부터는 감염병 공중보건 위기 상황에서 위험 지각이 개인의 행동에 어떤 영향을 미치는지를 기존의 연구와 사례를 통해 알아보자.

❸ | 공중 감염병과 위험 지각: 실제 사례를 중심으로

1. 사스(SARS: severe acute respiratory syndrome)의 사례

지난 2003년, 우리를 위협했던 사스(SARS: severe acute respiratory syndrome) 상황에서도 위험 지각의 영향은 주목할 필요가 있다. 부르그와 동료들은 네덜란드 전국 서베이를 통해 2003년 사스 발병 시 사람들의 위험 지각이 어떤 역할을 하였는지를 잘 보여준 바 있다.(Brug et al. 2004) 연구 결과, 네덜란드인의 대부분은 사스가 어떤 병이고, 그것이 발병하였는지를 잘 인지하고 있었고, 이에 대한 위험 지각은 비교적 낮은 것으로 나타났다. 이러한 결과는 홍콩에서 사스가 발병했을 당시 홍콩 사람들을 대상으로 조사되었던 것과는 상당히 다른 결과라고 할 수 있는데, 이는 아마도 네덜란드에서는 사스가 발병하지 않았기 때문으로 볼 수 있다. 그럼에도 불구하고 네덜란드의 서베이 결과에서도 사스 관련 위험 지각은 사스에 대한 예방 행동과 정적인 상관관계를 보였다.

사스에 대한 위험 지각의 예방 행동에 대한 영향은 의료 종사자에게서도 비슷한 양상으로 나타났다. 1997년부터 2009년에 수행된 연구의 리뷰를 통해 코와 동료들(Koh, Hegney, & Drury 2011)은 의료 종사자의 사스에 대한 위험 지각이 그들의 사스 환자에 대한 행동에 영향을 미친다는 것을 보여주었다. 대부분의 의료 종사자는 자신의 위험을 인정하고 감염인을 돌보는 것이 의료인으로서 마땅히 받아들여야 할 책임과 의무로 인식한다는 이전의 연구 결과와 달리, 코와 동료들의 리뷰는 사스 발병 기간 동안 의료 종사자의 사스에 대해 갖는 위험 지각이 커질수록 사스 감염인에 대한 치료를 회피하는 경향을 보인다는 것을 보여주었다.

2. 신종인플루엔자A(H1N1)의 사례

사스의 상황에서 나타난 결과는 2009년 인플루엔자A(이하 H1N1) 대유행 상황에서도 비슷한 양상을 보여주고 있다. 2009년 호주에서 수행된 실과 동료들의 연구에 따르면, 대부분의 호주인들은 H1N1에 대한 위험 지각이 그리 높지 않은 것으로 나타났다(Seale et al. 2010). 그럼에도 불구하고 H1N1의 위험을 높게 지각한 사람들일수록 더 많은 행동 변화(예: 손 씻기, 사람이 많이 모여 있는 장소 회피하기, 대중교통 이용하지 않기, 자녀를 학교에 보내지 않기 등)를 보인 동시에, 그들의 예방 접종 의도 역시 높은 것으로 나타났다.

국내의 경우, 우리나라 대학생의 H1N1에 대한 위험 지각에 관한 연구(김정현 2010)에서는 위험 지각이 건강 행동에 미치는 유의미한 영향이 발견되었는데, 즉 대학생의 H1N1에 대한 지각된 위험이 그들의 예방 접종 필요성에 대한 인식과 유의미한 정적 상관관계가 있는 것으로 나타났다. 또한 우리나라 노인의 H1N1 예방 행위에 미치는 요인에 대한 연구(윤영주·현혜진 2010)에 따르면, 65세 이상 노인들의 H1N1에 대한 불안은 비교적 높은 수준으로 나타났으며, 이러한 불안감은 그들의 H1N1에 대한 예방 행동을 유의미하게 증가시키는 것으로 나타났다. 이러한 결과는 국내 10대 및 20대 학생들을 대상으로 한 전염병에 대한 위험 지각과 예방 행동에 대한 연구 결과와 비슷한 결과를 보여주었다(김미정 1999; 김주현 · 김성재 · 박연환 2001; 최정실 · 양남영 2010).

　진화론적 게임 이론(evolutionary game theory)에 기반을 둔 H1N1 확산 예측을 위한 수학적 모델을 수립한 폴레티와 동료들의 연구는 매우 흥미로운 연구이다(Poletti, Ajelli, & Merler 2011). H1N1 확산 예측 모델을 통해 연구자들은 사람들의 인플루엔자 관련 행동 변화가 인플루엔자 확산에 영향을 준다는 것을 수학적으로 증명하였는데, 공중의 위험 지각이 결국 인플루엔자와 관련한 사람들의 행동 변화에 영향을 미친다고 주장하였다. 프랑스 국민을 대상으로 실시한 전화 조사에서 셋번과 라우데(Setbon & Raude 2010)는 폴레티와 동료들의 위험 지각과 공중 행동 변화의 관계를 실증적으로 보여주었다. 이들 연구에 따르면, H1N1에 대한 위험 지각은 예방 접종 의도를 예측하는 유의미한 예측 변인인데, 이러한 결과는 기존의 많은 연구에서 밝혀진 위험 지각과 건강 행동의 유의미한 관계를 뒷받침하는 것으로 볼 수 있다. 기덴질과 동료들의 미국 전국 서베이를 통한 H1N1 발병 1년 동안의 종단 연구에서도 비슷한 결과를 보여주었다(Gidengil, Parker, & Zikmund-Fisher 2012). 이들의 연구에 따르면, H1N1 감염에 대한 위험 지각이 1% 증가하게 되면 백신 접종 의도는 0.57% 증가하며, H1N1 감염에 대한 위험 지각이 높은 사람들의 경우에는 백신 접종 의도가 5.7%까지 증가하는 것으로 나타났다. 여기서 흥미로운 결과는 저소득 · 저학력층 사람들은 다른 계층에 비해 더 높은 위험 지각을 하고 있지만 백신 접종 의도는 더 낮은 것으로 나타났다는 것인데, 이러한 결과는 이들 계층의 새로운 백신에 대한 불신, 혹은 낮은 헬스 리터러시와 산술 능력 때문인 것으로 해석되었다(Gidengil, Parker, & Zikmund-Fisher

2012).

그러나, 이부카와 동료들은 H1N1 유행 상황에서 위험 지각과 예방 행동의 관계는 시간의 흐름에 따라, 인구통계학적 특성에 따라, 그리고 지역적 위치에 따라 역동적으로 변화한다고 주장하였다(Ibuka, Chapman, Meyers, Li, & Galvani 2010). 즉, 이들 연구 결과에 따르면, H1N1 유행의 진행에 따라 공중의 위험 지각은 증가하는 반면, 감염에 대한 약리적 중재와 예방 행동에 대한 공중의 관심은 감소하는 것으로 나타났다. 또한, H1N1 발병률이 높은 지역의 사람들의 위험 지각은 그렇지 않은 지역의 사람들에 비해 높았으며, 남성보다는 여성이 H1N1에 대한 약리적 중재와 정보 추구 행동이 더 높은 것으로 나타났다. 결국 이러한 결과는 H1N1에 대한 위험 지각과 건강 행동의 역동적 관계를 이해하는 것이 성공적인 질병 통제에 영향을 미칠 수 있다는 점을 시사하는 것이라 할 수 있다(Ibuka, Chapman, Meyers, Li, & Galvani 2010).

또한 H1N1에 대한 사람들의 정서적 요인도 위험 지각 및 예방 행동과 관련이 있는 것으로 나타났다. [그림 3]과 같이 프레티와 동료들이 이탈리아인을 대상으로 한 연구에 따르면, H1N1의 위험 지각은 사람들의 건강 행동에 직접적으로 영향을 미치기보다는 H1N1에 대한 사람들의 정서적 반응을 통한 간접적 영향을 미치는 것으로 나타났다(Prati, Pietrantoni, & Zani 2011). 이러한 연구 결과는 성공적인 리스크 커뮤니케이션 전략 수립에 있어 사람들의 위험 지각과 같은 인지적 요인만을 고려하기보다는 이미지, 은유, 내러티브 등과 같은 정서적 반응들을 고려할 필요가 있다는 것을 함의하고 있다.

사디크의 동료들은 글로벌 서베이를 통하여 각 대륙별로 인플루엔

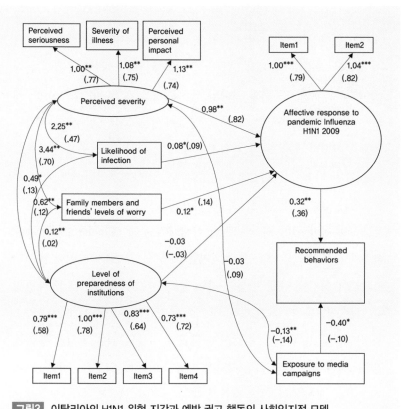

그림3 이탈리아의 H1N1 위험 지각과 예방 권고 행동의 사회인지적 모델

자의 유행에 따른 사람들의 예방 행동에 대한 반응을 연구하였는데,
이러한 연구 결과는 인플루엔자 대유행 시 정부의 통제에 대한 공중
의 민감성을 파악해볼 수 있는 중요한 자료를 제시해준다(Sadique et al
2007). 이들의 연구 결과, 개인의 인플루엔자에 대한 위험 지각이 대중
교통수단을 피하는 것과 같은 감염 위험이 높은 환경을 피하려는 경
향으로 연결됨을 발견하였다. 즉, 위험 지각이 높을수록 이러한 환경
을 피하려고 한다. 또한 위험의 정도에 대한 시나리오(고/저)를 제공하

였을 때, 위험 정도에 따라서 예방 행동에 대한 유의미한 차이가 있었다. 즉, 많은 사람들은 위험 지각을 낮추기 위하여 예방 행동을 한다는 것이다. 회귀분석 결과 전염병에 대한 위험은 '대중교통을 피한다(r=.025, p=.05)'에, 고 위험 시나리오는 '쇼핑을 피한다(r=.056, p=.05)'에 있어 유의미한 예측 변인이었다. 홍콩에서는 조류독감 위험 지각이 행동에 어떠한 조절 효과를 가지는지 보기 위하여 닭 구매 행동으로 인한 감염 가능성을 지각하는 수준과 닭 구매 행동 및 구매 과정 중 접촉하는 행동 간의 관련성을 조사하였다. 다변량 로지스틱 회귀분석 결과 조류독감 위험 지각은 관련 식재료의 구매 행동과 구매 과정 중 접촉과 같은 개인의 행동에 유의미한 예측 변인으로 나타났다. 즉, 개인의 조류독감에 대한 위험 지각이 높을수록, 전염병을 얻을 개연성이 있는 행동을 더 적게 하는 것으로 나타났다(Fielding et al. 2005). 또한 전염병을 통제하는 데 있어서 학교 교사들의 위험 지각을 알아본 연구에서는 교사들의 위험 지각은 다양한 요인에 영향을 받는 것으로 나타났다. 교사들의 위험 지각에 대한 정도가 인플루엔자 예방 행동에 대한 이해, 예방 계획, 인플루엔자에 대한 지식, 질병 확산을 통제하려는 행동에 영향을 미쳤다. 즉 위험 지각의 정도가 높을수록 예방과 관련된 행동 및 지식 습득 행동에 더 적극적이라는 것을 지적한다(Wong et al. 2010).

❹ | 미디어와 감염병 공중 보건 위기에서의 위험 지각: 실제 사례를 중심으로

지금까지 감염병 공중 보건 위기 상황에서 위험 지각이 개인의 행동에 어떤 영향을 미치는지를 기존의 연구와 사례를 통해 알아보았다. 그렇다면 감염병 위기 상황에서 개인의 위험 지각에 영향을 미치는 것은 무엇일까? 다양한 요인이 감염병 위기 상황에서 개인의 위험 지각에 영향을 미칠 수 있음에도 불구하고 미디어는 가장 영향력이 큰 요인이라고 할 수 있다. 위험 지각에 미치는 미디어의 영향을 논의하는 것은 프레이밍(framing)이라는 미디어 이론을 이해하는 것으로부터 출발해야 한다. 지난 30년간 미디어에서의 공공 정책 이슈와 이러한 이슈들에 대한 공중의 지각의 관계를 밝히기 위한 미디어 프레이밍 연구는 이러한 특정 쟁점에 대한 미디어의 영향력을 분석할 수 있는 유용한 이론적·방법론적 틀을 제공해왔다(Hallahan 1999). 프레이밍이란 어떤 문제의 특정한 버전을 부각하고, 그것의 원인을 해석하고, 도덕적 판단을 부여하고, 기술된 문제의 해결을 처방하기 위해 지각된 현실의 특정한 측면을 선택과 삭제를 통해 강조하는 것을 말한다(Entman, 1993). 다시 말하면, 프레이밍이란 언론 매체에서 수용자에게 어떤 문제의 특정한 측면을 선택·강조·보도하는 반면, 그 외의 다른 측면은 배제하는 행위를 말한다. 따라서 프레이밍은 특정 사건이나 쟁점에 대한 언론 보도의 뉴스 프레임이 어떤 것이냐에 따라 그 보도 내용에 대한 수용자의 해석과 의견이 달라질 수 있음을 설명하는 미디어 이론의 하나이다. 지금부터는 이러한 미디어 프레이밍의 관점에서 미디어와 감염병 관련 공중의 위험 지각의 관계를 실제 사례를 중심으로 살펴보자.

쉬와 동료들의 연구는 광우병, 웨스트나일스 바이러스, 조류독감 등의 다양한 공중 감염병 위기 상황을『뉴욕타임스』에서 어떻게 프레이밍하는지에 대해 살펴보았다(Shih, Wijaya, & Brossard 2008). 그들의 연구에 따르면 광우병, 웨스트나일스 바이러스, 조류독감 등에 대한『뉴욕타임스』의 보도의 양은 서로 다른 양상을 보였는데, 이는 실제 발병 사례에 따라 부침을 보였다. [그림 4]에 나타난 바와 같이 촉발 사건(triggering event), 즉 추가 감염 사례의 보고나 정부의 대처 등에 따라 신문의 보도는 부침을 보이는 것으로 나타났다. 웨스트나일스 바이러스의 경우, 2000년 뉴욕 시에서 최초로 바이러스가 발병되었을 때와 2002년 캐나다에서 인체 감염 확진이 나왔을 때 보도가 가장 많았던 것으로 나타났다. 조류독감의 경우에는 1997년 홍콩에서 처음 발병했을 때에는 미국의 언론에 별 관심을 끌지 못하다가, 2004년 조류독감이 동남아시아 전역으로 확대되자 미국 언론의 보도량이 극적으로 증가하게 되었다.『뉴욕타임스』보도의 프레임에 있어서는 전반적으로 정부의 대처 프레임과 감염병의 결과 프레임이 대부분을 차지한 것으로 나타났는데, 이는 언론의 주요 관심이 감염병의 위험성에 집중되어 있다는 것을 보여준다. 그러나 이러한 보도 프레임이 감염병 이슈 기간 동안 같은 양상을 보여주지는 않는 것으로 나타났다. 웨스트나일스 바이러스를 예로 들면, 이슈 확산 시기(waxing stage)의 경우에는 불확실성 프레임과 대처 프레임이 두드러졌던 반면, 이슈가 가라앉는 시기(waning stage)에는 결과 프레임과 신규 발병 프레임이 주를 이루는 것으로 나타났다.

감염병 위기 상황에서 미디어의 영향력은 텔레비전 매체에서도 비

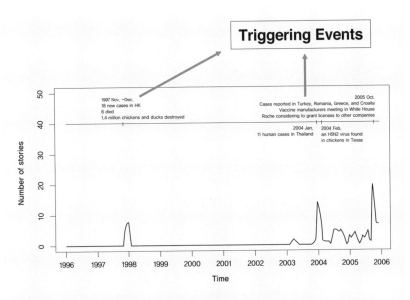

그림4 조류독감 관련 촉발 사건에 따른 『뉴욕타임스』의 보도량 추이

숫한 양상으로 나타난다. H1N1 발병 당시 브라질 텔레비전 뉴스 보도 프레이밍을 분석한 연구(Da Silva Medeiros, & Massarani 2010)는 인플루엔자에 대한 텔레비전 보도가 공중의 반응과 매우 밀접한 관련이 있음을 보여주었다. 당시의 텔레비전 뉴스는 과학적 근거나 지식에 대한 보도보다는 대부분 질병의 확산이나 그로부터 고통받는 공중에 대한 내용을 주로 담은 것으로 나타났다.

오현정과 동료들의 연구는 H1N1 발병 당시 신종플루 이슈의 변화 단계에 따라 미국의 언론 보도와 국내의 언론 보도가 어떻게 다르게 그 이슈를 프레이밍하는지를 보여준다(Oh, Hove, Paek, Lee, Lee, & Song 2012). 특히 이 연구에서는 감염병 위기 상황에서 각국의 언론 보도 관행의 차이가 어떻게 신종플루 이슈를 다르게 프레이밍하는지 여실히

	US		Korea		$x^2(df)$
	N	%	N	%	
New evidence	51	19.0	56	15.5	
Attribution of responsibility	69	25.7	42	11.6	
Uncertainty	9	3.4	13	3.6	
Reassurance	7	2.6	1	.3	75.27(6)***
Consequence	30	11.2	58	16.0	
Bare statistics	64	23.9	179	49.4	
Action	38	14.2	13	3.6	
TOTAL	268	100.0	362	100.0	

***$p < .001$

표1 미국과 한국의 뉴스 보도 프레임 유형

	US		Korea		$x^2(df)$
	N	%	N	%	
Government	174	30.5	211	46.4	
Companies	41	7.2	23	5.1	
Experts	190	33.3	49	10.8	
Politicians	5	.9	2	.4	118.72 (6)***
Laypeople	66	11.6	25	6.6	
International sources	85	14.9	110	24.2	
Others	9	1.6	35	7.7	
TOTAL	570	100.0	455	100.0	

***$p < .001$

표2 미국과 한국의 뉴스 보도 정보원 유형

보여주고 있다. [표 1]에 나타난 바와 같이 미국의 언론은 감염과 관련된 단순 통계에 대한 제시뿐만 아니라 위기의 책임 소재나 질병 통제와 관련한 새로운 정보 등을 고르게 보도한 반면, 국내 언론들은 감염 관련 단순 통계 보도에 집중되어 있는 경향을 보였다.

또한 보도에서 활용한 정보원의 유형에서도 이들 두 나라는 차이를 보이고 있었다. [표 2]에 제시된 것처럼, 미국 언론은 정부로부터 제공되는 정보와 함께 감염병 관련 전문가를 정보원으로 상당 부분 활용하고 있는 반면, 국내의 언론은 정부의 정보와 외신에 극도로 의존하는 경향을 보였다. 국내의 경우 이러한 보도 양상은 위기 상황에서 전문적인 정보의 부재로 인해 공중의 불안감을 더욱 증가시키는 하나의 요인이었을 가능성이 높다.

❺ | 소셜 미디어와 감염병 공중 보건 위기에서의 위험 지각: 실제 사례를 중심으로

우리 사회에서 일어나는 소셜 미디어에 의한 급격한 변화는 감염병 공중 보건 위기를 통제하는 데에도 많은 변화를 가져왔다. 최근 들어 우리는 다양한 공중 보건 위기 상황에서 소셜 미디어가 공중의 위험 인식 형성에 절대적인 위력을 갖고 있음을 경험해왔다. 2009년 H1N1 위기 시, 정부의 정보 전달 매체는 TV, 라디오, 신문 등 전통적인 매체에 주로 의존한 반면, 공중들이 실제로 가장 빈번하게 사용한 정보 채널은 인터넷이었다는 것이 밝혀졌다(Chew & Eysenbach 2010). 이러한 사실은 전통적인 미디어를 기반으로 한 리스크 커뮤니케이션 전략 및 전술과 함께, 소셜 미디어 역시 리스크 커뮤니케이션에서 반드시 고려해야 할 매체임을 시사하는 것이다. 2009년 H1N1 위기 시 트위터에 대한 내용 분석 연구의 결과에 따르면, 트위터가 정부 당국의 정보 전달을 위한 주요 매체로 사용된 것은 물론, 공중의 H1N1에 대한 의견이나 경험을 나누는 매체로서도 유용하게 사용되었고, 이러한 트위터를 통해 정부 당국은 공중의 관심사와 반응을 실시간으로 파악할

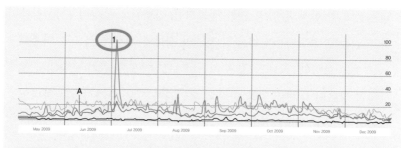

그림5 H1N1 위기 상황 시 공중의 정서에 대한 트윗 추이

수 있었다(Chew & Eysenbach 2010).

시그노리니와 동료들의 연구에서도 트위터를 통한 커뮤니케이션은 H1N1에 대한 공중의 관심과 염려를 단순히 있는 그대로 파악할 뿐만 아니라, 그들의 질병 관련 행위를 기존의 방법보다 훨씬 더 면밀히 추정할 수 있었다는 것을 보여주었다.(Signorini, Segre, & Polgreen 2011) 츄와 아이젠바크의 내용 분석 결과에 따르면, 2009년 5월 1일부터 동년 12월 31일까지 H1N1 관련 총 2백만 건 이상 트윗이 올려졌던 것으로 나타났으며, 이러한 트윗의 양상은 실제 H1N1과 관련된 이슈와 매우 높은 관련을 보인 것으로 조사되었다(Chew & Eysenbach 2010). [그림 5]는 소셜 미디어(특히, 트위터)에서의 정서가 실제 H1N1과 관련한 이슈에 영향을 받는지를 보여준다. 2009년 6월 11일 WHO가 위기 단계를 6단계로 격상을 하자 최초로 트윗이 피크를 치고, 2009년 7월 5일 해리 포터를 연기한 배우 루퍼트 그린트가 H1N1에 감염되었다는 소식이 전해지자 엄청난 양의 트윗이 증가하였다.

또 다른 연구 역시 감염병 위기 상황에서의 소셜 미디어의 영향력을 분석하였는데, 2009년 H1N1 유행 당시, 영국 내 트윗 데이터를 수집·분석한 결과, 온라인 정보의 경우 정보원이 신뢰도 높은 기관 (예: 언론사, WHO, CDC 등)일 때, 주로 인용 및 확산되는 것으로 나타났다(Szomszor, Kostkova, & Louis 2011). 주요 언론사를 통해 보도되는 정보는 대부분 삽시간에 트위터를 통해 확산되는 것이 발견되었으며, 이는 트위터의 정보 확산력이 전통 매체에 비해 우수하다는 점을 보여 주는 것이다.

이렇듯, 최근 많은 사례에서 소셜 미디어가 공중 보건과 관련한 일반 공중의 여론에 강력한 영향력을 미친다는 것이 밝혀짐에 따라, 신종 감염병 유행 시 소셜 미디어상에서의 이슈를 모니터링하고 대응하기 위한 전략적 접근이 필수가 되었다. 최근의 '데이터 사이언스적 접근 방법(data scientific approach)'은 이와 관련하여 고려되어야만 하는 필수적인 접근 방법이라고 할 수 있다. 즉, 빅 데이터 마이닝 테크놀로지의 발전에 따라 향후 발생할 수 있는 다양한 신종 감염병에 대한 소셜 미디어 이슈를 모니터링할 수 있는 툴이 감염병 공중 보건 위기 상황에서 활발히 활용되고 있다. 예를 들어, 살라쎄와 칸델발(Salathé & Khandelwal, 2013)은 트위터 상에서 공중의 H1N1 인플루엔자 관련 트윗을 수집하여 백신에 대한 공중의 정서적 반응을 분석하고자 하였는데, 수집된 데이터를 베이지안 기반(naive Bayes) 기계 학습을 통해 긍정, 부정, 중립으로 자동 분류하여 개발 트윗 간의 관계 및 특정 정서적 반응의 확산 과정을 살펴보았다. 이들의 결과에 따르면, 부정적 정서를 포함한 트윗의 전파력이 긍정적 정서를 포함한 트윗의 전파력보다 높게 나타났는데, 이는 트위터 상에서 여론이 형성되는 과정에 있어서 부정적 정서를 포함한 트윗에 사용자들이 동조하여 여론을 부정적으로 이끌고 갈 확률이 높다는 점을 시사하는 것이다.

⑥ | 맺는 말

위험 지각은 다차원적 성격을 가진 매우 복잡한 개념이다. 감염병 공중 보건 위기의 맥락에서 공중의 위험 지각은 사실상 명확하게 이해하기도 핸들링하기도 매우 어려움이 있다. 지금까지 살펴본 바와 같이 매스 미디어는 공중의 위험 지각 형성과 변화 과정에 영향을 미치는 가장 중요한 기제이다. 따라서 신종 감염병과 관련하여 매스 미디어와 공중의 위험 지각의 관계를 밝히는 꾸준한 노력과 위험 발생 전 그리고 위험 발생 상황에서 지속적인 미디어의 모니터링과 분석 및 대응이 필수적으로 요구된다. 이와 함께, 감염병 공중 보건 위기를 잘 관리하기 위해서는 새로운 디지털 미디어 테크놀로지에도 관심을 가져야만 한다. 디지털 미디어 테크놀로지의 발전과 그 영향력은 기존의 전통적 미디어를 기반으로 하는 리스크 커뮤니케이션에 대해 전폭적인 사고의 전환을 요구한다. 앞서 언급한 바와 같이, 최근의 여러 공중 보건 위기 상황에서 우리는 소셜 미디어가 조직의 커뮤니케이터를 좌절시키거나 무력화시키는 현실을 자주 목격하였으며, 신종 감염병에 있어서도 소셜 미디어는 공중의 위험 인식 형성에 절대적인 위력을 갖고 있다는 사실을 확인할 수 있었다. 2009년 H1N1 위기 시, 정부의 정보 전달 매체는 TV, 라디오, 신문 등 전통적인 매체에 주로 의존한 반면, 공중들이 가장 빈번하게 사용한 정보 채널은 인터넷이었다는 점은 이와 관련해 많은 것을 시사해준다고 할 수 있다. 앞서 살펴본 바와 같이 소셜 미디어는 공중 보건 위기 발생 시 위기 및 피해 상황을 파악하고, 필요한 정보를 시기적절하게 제공하며, 공중들과 실시간으로 소통함으로써 위기의 부정적 파장을 최소화하고, 불확실한 정보 유통에 즉각적으로 대응하기 위한 채널로 유용하게 활용될 수 있다.

공중 감염병 위기 상황에서는 두 부문에 대한 노력이 집결되어야 한다. 첫째는 질병 자체를 통제하는 데 총력을 기울여야 하며, 둘째는 그 질병에 대한 공중의 반응을 통제하는 데 노력이 집중되어야 한다. 이 두 가지 노력이 성공을 거둘 때 비로소 성공적인 위기 극복이 가능하다. 현실적인 측면에서 국내의 공중 감염병 위기 상황에서는 질병에 대한 공중의 반응을 통제하는 것, 커뮤니케이션의 중요성이 과소평가되고 커뮤니케이터의 전문성에 대한 인식 또한 낮은 것이 사실이다. 결국, 커뮤니케이션의 중요성과 전문성이 의사 결정 과정에서 반드시 인식되는 것이 선결되어야만 공중 감염병 위기 상황을 효과적으로 극복할 수 있다는 점을 끝으로 강조하고자 한다.

참고문헌

- 김미정. 1999. 『중·고등학생의 건강 위험 지각이 건강 위험 행위에 미치는 영향』. 서울대학교 보건대학원 박사학위논문.
- 김정현. 2010. 「대학생 집단의 신종플루에 대한 인식과 지각적 편향」. 『한국언론학보』 54 (3): 77-98.
- 김주현 등. 2001. 「여대생의 건강 증진 행위에 영향을 미치는 요인」. 『성인간호학회지』 13 (3): 431-440.
- 윤영주, 현혜진. 2010. 「노인의 신종인플루엔자A(H1N1) 예방 행위에 미치는 요인」. 『지역사회간호학회지』 21 (4): 481-488.
- 최정실, 양남영. 2010. 「일부 대학생이 지각한 신종인플루엔자A(H1N1)의 지식, 태도 및 예방 행위 실천도와의 관계」. 『성인간호학회지』 22 (3): 250-259.

- Brug, J., A. R. Aro, A. Oenema, O. de Zwart, J. H. Richardus, and G. D. Bishop. 2004. "SARS risk perception,knowledge, precautions, and information sources, the Netherlands". *Emerging infectious diseases* no. 10 (8): 1486-1489.
- da Silva Medeiros, F. N., and L. Massarani. 2010. "Pandemic on the air: A case study on the coverage of new influenza A/H1N1by brazilian prime time TV news". *J. Sci. Commun. Journal of Science Communication* no. 9 (3): 1-9.
- Fielding, R., W. W. Lam, E. Y. Ho, T. H. Lam, A. J. Hedley, and G. M.Leung. 2005. "Avian influenza risk perception, Hong Kong". *Emerging infectious diseases* no. 11 (5): 677-682.
- Gidengil, C. A., A. M. Parker, and B. J.Zikmund-Fisher. 2012. "Trends in risk perceptions and vaccinationintentions: a longitudinal study of the first year of the H1N1 pandemic". *American journal of public health* no. 102 (4): 672-679.
- Haugtvedt, Curtis P., Paul Herr, and Frank R. Kardes. 2008. *Handbook of consumer psychology*. New York: Lawrence Erlbaum Associates.
- Ibuka, Y., G. B. Chapman, L. A. Meyers, M. Li,and A. P. Galvani.

2010. "The dynamics of risk perceptions andprecautionary behavior in response to 2009 (H1N1) pandemic influenza". *BMC infectious diseases* no. 10.

- Judith, Petts, Draper Heather, Ives Jonathan, and Damery Sarah. 2010."Risk Communication and Pandemic Influenza".
- Jung Oh, Hyun, Thomas Hove, Hye-Jin Paek, ByoungkwanLee, Hyegyu Lee, and Sun Kyu Song. 2012. "Attention cycles and the H1N1pandemic: a cross-national study of US and Korean newspaper coverage". *Asian Journal of Communication* no. 22 (2): 214-232.
- Koh, Y., D. G. Hegney, and V. Drury. 2011."Comprehensive systematic review of healthcare workers' perceptions ofrisk and use of coping strategies towards emerging respiratory infectiousdiseases". *International journal of evidence-based healthcare* no. 9 (4): 403-19.
- Lippmann, Walter. 1922. *Public opinion.* New York: Macmillan.
- Menon, G., P. Raghubir, and N. Agrawal. 2008. "Health riskperceptions and consumer psychology". In *Handbook of consumer psychology,* edited by Curtis P. Haugtvedt, Paul Herr and Frank R.Kardes. New York: Lawrence Erlbaum Associates.
- Morse, Stephen S., Richard L. Garwin, and Paula J. Olsiewski. 2006."Next Flu Pandemic: What to Do until the VaccineArrives?" *science Science* no. 314 (5801): 929.
- Ostrom, Lee T., and Cheryl A. Wilhelmsen. *Risk assessment: tools, techniques, and their applications.* Wiley 2012.
- Poletti, P., M. Ajelli, and S. Merler. 2011. "The effect of riskperception on the 2009 H1N1 pandemic influenzadynamics". *PLoS ONE PLoS ONE* no. 6(2).
- Sadique, M. Zia, W. John Edmunds, Richard D. Smith,William Jan Meerding, Onno de Zwart, Johannes Brug, and Philippe Beutels. 2007."Precautionary Behavior in Response to Perceived Threat of PandemicInfluenza". Emerg. Infect. *Dis. Emerging Infectious Diseases* no. 13 (9): 1307-1313.
- Salathé, M. & Khandelwal, S. 2011. "Assessing vaccination sentiments

with online social media: implications for infectious disease dynamics and control". *PLoS Comput Biol,* 7(10). e1002199.

- Sandman, Peter M. 1993. *Responding to community outrage: strategies for effective riskcommunication.* Fairfax, Va.:American Industrial Hygiene Association.
- Seale, H., A. E. Heywood, M. L. McLaws, K. F. Ward, C. P. Lowbridge, D.Van, and C. R. MacIntyre. 2010. "Why do I need it? I am not at risk! Public perceptions towards the pandemic (H1N1) 2009 vaccine". *BMC infectious diseases* no. 10.
- Setbon, M., and J. Raude. 2010. "Factors in vaccination intentionagainst the pandemic influenza A/H1N1". *European journal of public health* no. 20 (5): 490−4.
- Setbon, Michel, Jocelyn Raude, ClaudeFischler, and Antoine Flahault. 2005. "Risk Perception of the Mad CowDisease in France: Determinants and Consequences". *RISA Risk Analysis* no. 25 (4): 813−826.
- Shih, Tsung−Jen, Rosalyna Wijaya, and Dominique Brossard. 2008."Media Coverage of Public Health Epidemics: Linking Framing and IssueAttention Cycle Toward an Integrated Theory of Print News Coverage ofEpidemics". *Mass Communication and Society Mass Communication and Society* no. 11 (2): 141−160.
- Slovic, P. 1987. "Perception of risk". *Science (New York, N.Y.)* no. 236 (4799): 280−5.
- Slovic, P., E. Peters, M. L. Finucane, and D.G. Macgregor. 2005. "Affect, risk, and decision making". Health psychology : official journal of the Division of Health Psychology, *American Psychological Association* no. 24 (4): 35−40.
- Slovic, Paul, and Ellen Peters. 2006. "Risk Perception and Affect". *CDIR Current Directionsin Psychological Science* no. 15(6): 322−325.
- Szomszor, Martin, Patty Kostkova, and ConnieSt Louis. 2011. "Twitter Informatics: Tracking and Understanding Public Reactionduring the 2009 Swine Flu Pandemic". In *IEEE/WIC/ACM International Conference.*
- Wong, E. M., M. M. Cheng, and S. K. Lo.2010. "Teachers' risk

perception and needs inaddressing infectious disease outbreak".
The Journal of school nursing: the official publication ofthe National Association of School Nurses no. 26 (5): 398−406.

chapter 06

질병의 자기준거성에 대하여

김 기 홍

질병의
자기준거성에 대하여

김기흥(포항공과대학교 인문사회학부 교수)

❶ │ 들어가는 말 — 언제 현생 인류가 아시아에 도착했을까?

현생 인류는 언제 아프리카를 빠져나와 아시아에 도착하게 되었을까? 이 질문은 현재 고고학계와 인류학계 그리고 유전학계에서 매우 뜨거운 논쟁을 일으키는 문제 중에 하나이다. 일부 학자들은 현생 인류가 처음으로 아프리카를 탈출하여 아시아로 넘어온 것은 가장 빠르게는 125,000년 전에서 74,000년 전이라고 생각하고 있다. 당시 인류는 매우 간단한 도구만을 가지고 아시아의 강과 호수 그리고 습지를 따라 이동했을 것이라고 보고 있다. 하지만 다른 연구자들은 유전학적 연구 성과를 기반으로 하여 아시아에서 인류가 나타난 가장 이른 시기는 60,000년 전에 불과하다고 주장하고 있다. 당시 인류는 해안가를 따라 빠르게 이동했을 것이라고 추측하고 있다. 이들은 왜 이렇게 다르게 인류의 아시아 도착 시기를 보고 있는 것일까? 이들은 지금까지 알려진 가장 큰 규모의 화산 폭발인 인도네시아의 수마트라 섬의 토바(Toba) 화산의 폭발을 기준으로 삼고 있다. 이 토바 화산이 폭

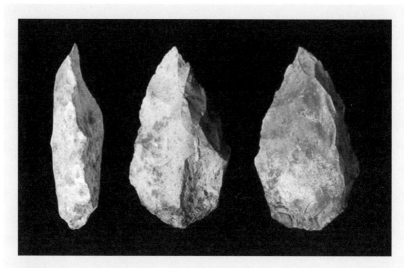

그림1 10만 년 전에 아라비아 반도 남부에 살았던 인류가 사용한 것으로 추정되는 제 벨 파야 석기(출처: Stone tools discovered in Arabia force archaeologists to rethink human history. The Guardian. 27 Jan 2011)

발한 것은 대략 74,000년 전으로 당시 엄청난 양의 화산재가 분출되면서 아시아 전역에 지질학적으로 뚜렷하게 구분이 되는 지층을 만들어냈다고 한다(Oppenheimer 2011).

　학자들이 집중하는 것은 인류의 흔적이 토바 화산이 만들어낸 지층의 윗부분 또는 아랫부분에서 나오는가의 여부이다. 만일 인류의 흔적이 토바 화산 지층의 아랫부분에서 발견되었다면 그것은 인류가 토바 화산이 분출되기 전에 아시아에 도착했을 것이라는 의미이며, 토바 화산 지층의 윗부분에서 발견되었다면 인류는 토바 화산이 분출한 이후에 도착했다는 것을 의미할 것이다. 이처럼 토바 화산은 일종의 준거점 역할을 하고 있으며 이 지층에서 수많은 고고학자들은 매우 중요한 단서를 찾고 있다. 그것은 바로 제벨 파야 석기(Jebel Faya Stone)

로 아라비아 반도의 제벨 파야에서 발견된 간단한 돌도끼이다. 이 돌도끼가 이 논쟁에서 중요한 이유는 매우 동일한 형태의 돌도끼가 북부 수단 누비아 지역에서도 발견되었기 때문이다. 그 사용 연대는 약 106,000년 전으로 생각되고 있으며 북부 수단 누비아에서 홍해를 건너 겨우 2000킬로미터 떨어진 곳에서 발견된 쌍둥이 석기가 바로 제벨 파야 석기라고 연구자들은 주장했다(Rose et al 2011). 이 누비아 기술은 아마도 현생 인류가 아프리카에서 가져온 가장 선진적인 도구였을 것이며 이 도구를 가지고 사냥을 하면서 이동했을 것이다.

이제 고고학자들의 논쟁을 종식시킬 수 있는 단 하나의 결정적인 증거는 인도와 같은 해안에서 제벨 파야 석기를 찾아내는 것이다. 어느 지층에 제벨 파야 석기가 놓여 있는가에 따라서 논쟁의 승자와 패자가 결정될 것이다. 만일 제벨 파야 석기와 비슷한 도구가 토바 화산 지층 밑에서 나오면 현생 인류의 토바 화산 폭발 이전 도착설이 설득력을 얻을 수 있지만 토바 화산 지층 위에서 발견된다면 현생 인류는 아마도 6000년경에 아시아에 도착했을 것이다. 문제는 이 토바 화산 지층과 제벨 파야 석기라는 "기준"을 어떻게 볼 것인가의 문제이다. 지금까지 (일반인을 포함해서) 많은 학자들은 지층과 석기가 자연의 어떤 사건과 현상을 우리에게 정확하게 알려준다고 생각해왔다. 즉, 자연계에 존재하는 어떤 특정한 속성에 대응하는 어떤 사실을 우리는 일대일로 인지할 수 있다는 믿음이었고, 그 믿음을 토대로 자연에 대한 "진리"는 발견되는 것이라고 생각했다. 하지만 그렇게 제벨 파야 석기나 토바 화산 지층이 자체적인 속성을 우리에게 알려주는 것일까? 아니면 우리가 그것을 우리가 갖고 있는 여러 가지 선입견이나 이론을 토대로 인지해가는 과정일까? 현생 인류의 아시아 도착에 관한 시기 논쟁을 여기에서 소개하는 이유는 이 논쟁이 바로 이 문제를 풀기 위한 하나의 사례가 되기 때문이다. 이 논쟁에 관여하고 있는 연구자인 고고학자인 앤토니 막스(Anthony Marks)는 이 논쟁에 대해서 의미심장한 논평을 하고 있다. 그는 제벨 파야 석기를 찾기 위해 사람들이 매달리는 것에 대해서 "사람들은 말 없는 돌이 말을 한다고 주장한다. 그러나 그렇지 않다. 이 돌들은 그저 거기에 놓여 있을 뿐이다. 단지 우리가 바로 이 돌들에 대해서 우리의 관점을 덮어씌우는 것이다." 라고 주장했다(Appenzeller 2012). 즉, 자연의 속성은 그 자체적으로 우리에게 정보를 주는 것이 아니다. 오히려 자연계의 속성은 우리가 갖고 있는 제한적 관점에 의해서 인식될 뿐이지 그 이상의 완전한 것을 찾는 것은 아니라는 의미이다. 이미 과학사학자인 토마스 쿤(Thomas Khun)이 이야기한 것처럼 과학 지식의 발전은 시공간적인 제한성과 자연에 대한 인식의 기초적인 개념이나 사고방식 등과 같은 기초적인 인식의 기반인 패러다임에 의해서 결정된다(쿤 2013). 그렇다면 질병의 경우는 어떻게 인식해야 하는가? 질병이라는 것은 어찌 보면 매우 간단한 것처럼 보이지만 동시에 매우 복잡한 현상이다. 상식적인 수준에서 인체에 유해한 영향을 주거나 인간의 삶에 중요한 역할을 한다. 하지만 좀더 자세히 질병의 현상에 대해 들여다보면 질병은 그 자체적으로 속성을 드러내지 않는다. 사실 질병이라는 것은 몸을 통해서 그 속성을 말해준다. 질병으로 인해 아프다는 것은 극히 개인적인 일일 수도 있지만 동시에 사회적인 일이다. 결국 질병은 사회적인 렌즈와 인식의 틀(쿤이 이야기한 패러다임이 될 수 있다)에 의해서 제한되고 사회적으로 표현될 수 있다(프랭크 2013). 여기에서 실제로 질병에 대한 지식이 어떻게 형성되고 인지되는가에 대해서 구체적으로 알아볼 필요가 제기된다. 앞으로 우리는 2008년 한국 사회에서 정치·사회적으로 많은 사람들을 거리로 쏟아져 나오도록 했던 광우병을 일으키는 병원체에 대한 지식이 어떻게 형성되었는가를 알아보면서 이 질병의 인식의 방식에 대한 문제를 풀어볼 것이다.

❷ | 광우병 이전의 광우병?

광우병에 대해 모르는 사람은 거의 없을 것이다. 이미 2008년 미국산 소고기 수입을 둘러싸고 광우병의 발생 가능성에 대한 엄청난 사회적 논쟁이 있었다(김기홍 2009; 하대청 2011, 2012). 이 과정에서 광우병에 대한 일반적 지식은 대중적으로 급속도로 확산되었고 많은 사람들이 이미 전문가적 수준의 지식을 갖게 되었다. 하지만 이 질병이 의학사와 현대 의학에서 어떤 위치를 차지하고 있는지, 그리고 과학자들 자신은 이 질병에 대해 얼마나 충분한 지식을 갖고 있는지에 대해서는 큰 관심이 없었다. 사실 2008년 광우병 논쟁 당시에 부각된 것은 이 질병의 가져올 수 있는 잠재적으로 폭발력 있는 위험성에 대한 관심이었다. 그러나 그 이면에 이 질병이 갖고 있는 엄청난 불확실성에 대해서 관심을 기울이는 사람들은 많지 않았다. 당시 잠재적인 위험성을 둘러싼 논쟁의 원인은 이 질병이 갖는 불확실성에서 기원한다고 할 수 있다.

광우병은 1984년 영국의 한 농가에서 키우던 젖소가 이상 증상을 보이면서 당시 영국 중앙수의학연구소의 병리학자였던 제럴드 웰스(Gerald Wells)가 죽은 소의 뇌를 부검하고 신경 세포가 모두 파괴되면서 발생한 스펀지 형태의 현상을 발견하여 학계에 보고하면서 알려졌다(Wells et al 1987). 하지만 광우병과 유사한 질병은 수십 년 동안 과학자들을 괴롭혀왔다. 광우병과 유사한 질병은 이미 1750년대 양떼에게서 나타나는 질병에 대한 탄원서에서 발견된다. 이 이상한 질병에 걸린 양들은 조그만 소리에도 예민해지고 공격적으로 변했으며 균형을 잃고 쓰러지거나 자신의 몸을 기둥이나 벽에 긁으면서 양털이 모두 떨어져나가는 증상을 보였다(Vyner 1755). 이 질병은 이후 "스크래피(scrapie)"라는 이름으로 불렸으며 1950년대에 이르러 수의학자들과 생물학자들은 이 질병이 보여주는 증상 이면의 병리학적인 특징을 밝혀내면서 뇌세포가 파괴되면서 스펀지 형태의 변화를 발견하기도 했다. 더욱더 중요한 점은 과학자들이 병원체가 보여주는 엄청난 예외성에 주목하기 시작했다는 것이다. 1950년대 영국 스코틀랜드의 에든버러의 생물학자였던 데이비드 윌슨(David Wilson)은 이후 이 질병에 대한 모든 연구에 기초가 되는 다양한 실험을 수행하게 된다. 이 스크래피 병원체는 가장 작은 필터를 통과할 수 있는 병원체이며 박테리아보다 훨씬 작은 병원체였다. 또한 그는 이 병원체의 생존력을 알아보기 위해 높은 온도에 끓여보기도 하고 여러 가지 화학 처리를 해보기도 했다. 스크래피 병원체는 높은 온도와 포르말린, 페놀 같은 화학 처리에서 살아남았다. 보통 박테리아나 바이러스는 높은 온도에서 끓이거나 화학 처리를 하게 되면 살아남기 힘들다는 일반적인 통념에서 벗어났다. 심지어 스크래피에 걸린 양의 뇌를 말려 2년 동안 보관한 후에 다시 양에 주입했을 때에도 건강한 양이 스크래피로 쓰러지는 증상을 보였다. 그리고 병원체를 자외선에 노출시켜도 살아남는 슈퍼 병원체였다(Wilson, Anderson & Smith 1950).

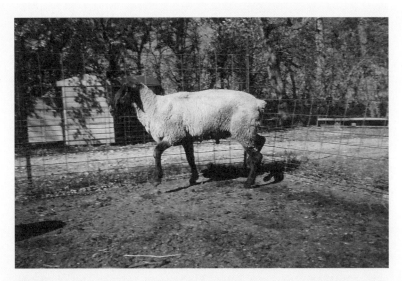

그림2 스크래피에 걸린 암양. 심각한 운동 실조, 중추신경계 기능 감퇴를 겪고 있다. (출처: Gates, Norman, and Gerald Kennedy. 2000. Gates' practical guide to sheep disease management. Pipestone: Pipestone Veterinary Clinic.)

연구자들을 더욱더 혼란스럽게 만든 것은 스크래피를 일으키는 질병이 도무지 어떤 병원체에 의해서 발생하는 것인지 알아낼 수 없다는 점이었다. 실제로 이 병원체가 얼마나 감염력을 갖고 있는지, 박테리아인지 바이러스인지, 어떻게 신체에 들어가 질병을 일으키는지 알려진 것이 하나도 없었다. 1960년대부터 영국 에든버러의 과학자들은 장기간에 걸친 실험쥐를 이용한 유전학-병리학적 실험을 통해서 스크래피 병원체의 약간의 변이에 따라 잠복 기간과 뇌의 병리학적 패턴의 변화가 나타난다는 사실도 발견했다. 이들은 이러한 현상을 '계통 다양성(strain variation)'이라 부르면서 병원체가 갖고 있는 고유의 유전 정보의 차이로 인해 이러한 계통 다양성이 나타난다고 주장했다

(Dickinson & Meikle 1964; Dickinson & Meikle 1969). 이것은 미스터리한 스크래피 병원체가 유전 정보를 담고 있는 DNA를 갖고 있다는 것을 의미했다. 하지만 이러한 유전 정보의 존재 가능성에 반대되는 실험 결과가 나오기도 했다. 영국 런던의 방사선학자였던 틱바 알퍼(Tikvah Alper)의 연구팀은 스크래피 병원체를 DNA와 단백질을 파괴할 수 있는 파장의 자외선에 노출시켰다. DNA를 파괴하는 파장의 자외선에 노출시켰을 경우에 특이하게 병원체는 감염력을 잃지 않았다. 하지만 단백질을 파괴하는 파장의 자외선에 노출시켰을 경우에는 감염력을 잃었다. 이는 이 병원체가 DNA와는 상관이 없다는 것을 의미했다. 1967년 저명한 학술지인 『네이처』지에 실린 논문에서 알퍼는 "스크래피 병원체는 아마도 DNA를 포함하지 않은 새로운 구조의 병원체일 가능성이 높다."라고 주장했다(Alper, Cramp, Haig & Clarke 1967). 이렇게 병원체 안에 존재하는 유전 정보의 존재 유무를 놓고 연구자들은 의견 충돌을 일으켰다. 하지만 이 논쟁에 관여한 연구자들은 결론을 내릴 수 없었다. 그 이유는 간단했다. 아무도 이 병원체를 발견하지도 관찰하지도 않았기 때문이었다. 그 당시까지 연구자들은 이 병원체를 완전히 분리할 수도 관찰할 수도 없었다. 그저 감염된 뇌조직 샘플을 처리하여 병원체라고 생각되는 물질을 가지고 실험을 했을 뿐이었다.

❸ | 프리온, 프리온 그리고 프리온

1950년대 말부터 본격적으로 시작된 스크래피에 대한 실험 연구와

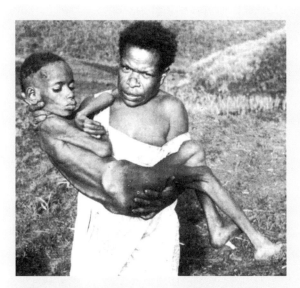

그림3 쿠루병에 걸린 아이 사진 (출처: http://www.macalester.
edu/academics/psychology/whathap/ubnrp/
tse10/Kuru.html)

더불어 과학자들은 스크래피와 유사한 형태의 증상과 병변을 갖는 다른 질병과 연관성을 찾아내기 시작했다. 이미 1913년 독일의 신경학자인 한스 게하르트 크로이츠펠트(Hans Gerhard Creutzfeldt)는 중추신경계 손상을 일으키는 질병을 발견했으며 또 다른 독일의 신경학자인 알폰스 마리아 야코프(Alfons Maria Jakob)의 연구 성과를 함께 크로이츠펠트-야코프병(CJD)을 발견하게 된다. 또한 파푸아 뉴기니의 부족 중의 하나인 포레 족에게서 나타나는 신경질환인 쿠루병(Kuru)에 대한 원인을 찾던 미국의 신경학자인 칼튼 가이듀섹(Carleton Gajdusek)은 이 질병이 쿠루 족의 장례 풍습에서 일어나는 식인 습관으로 인해서 발생한다는 것을 알아냈다. 또한 이 질병이 CJD나 스크래피와 유사한 질병으로 분류했다. 하지만 이러한 분류에도 불구하고 가이듀섹은 이 질병을 일으키는 병원체를 확실하게 알아낼 수 없었다. 병원체를 둘러싼 불확실성은 전혀 감소되지 않았으며 오히려 더욱더 증가되었다. 가이듀섹은 이러한 불확실성을 인정하면서 이 병원체를 전통적인 바이러스에 의해 발생하는 질환과는 전혀 다른 "비전통적 슬로 바이러스(Unconventional Slow Virus)"라고 명명했다(Gibbs Jr et al 1968; Gajdusek 1977). 가이듀섹은 쿠루와 CJD에 대한 연구 성과를 인정받아 1976년 노벨상 의학상을 수상하게 된다.

일단 스크래피와 연관된 질병을 연구하는 분야의 과학자들은 가이듀섹의 분류를 받아들이면서 병원체가 확실하게 분리되어 관찰할 수 있을 때까지 이 병원체의 이름을 명명하지 않기로 암묵적인 합의를 하고 있었다. 대신 연구자들은 이 병원체를 그저 "병원체(agent)"라고 불렀다. 그러나 과학자들 사이의 암묵적 협약은 미국의 젊고 야심찬 의사이며 생화학자인 스탠리 프루지너(Stanley Prusiner)에 의해 깨지고 말았다. 프루지너는 1971년부터 1979년까지 CJD와 스크래피를 일으키는 병원체의 정체를 알아내기 위한 다양한 생화학적 실험을 수행했다. 실험쥐와 햄스터를 대상으로 한 대단위 실험을 통해서 병원체를 부분적으로 분리하는 데 성공하는 듯했지만 번번이 실패하고 말았다. 그럼에도 불구하고 이 실험을 통해 프루지너는 틱바 알퍼의 실험에서 얻은 잠정적 결

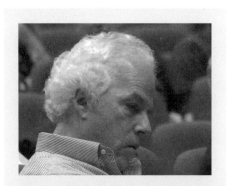

그림4 병원체에 관해 도발적인 개념을 던진 스탠리 프루지너

론처럼 이 병원체에는 유전 정보를 담은 DNA가 없는 단백질 감염체라고 생각하기 시작했다. 그래서 그는 '비전통적인 바이러스'나 '슬로바이러스'와 같은 이름보다는 새로운 이름을 명명하게 된다. 프루지너는 '작은 단백질로 이루어진 감염성 입자'라는 의미인 "프리온(Prion)"이라 부른다.

프루지너의 도발적인 프리온이라는 명명과 DNA가 없이 단백질로만 이루어진 병원체라는 '단백질 유일 가설'은 학계의 엄청난 파문을 일으켰다. 많은 학자들은 프루지너의 이러한 주장을 강력하게 비판했으며, 프루지너는 '단백질로만 이루어진 생명체'라는 개념이 갖는 기존 분자생물학의 전통적인 원칙인 "중심 가설(central dogma)"의 위반이라는 비판에 직면하게 된다. 전혀 실험 증거가 없고 병원체를 완전히 분리하지 못한 상황에서 프리온이라는 이름은 그저 '단팥 없는 단팥빵'과 같은 것이었다. 프루지너가 제기한 소위 프리온이라는 단백질은 몇 가지로 해석될 수 있었다. 우선 단백질 유일 가설이라는 주장처럼, 그는 프리온은 감염성 단백질로 유전자가 없는 것이라고 조심스럽게 제기했다. 하지만 두 번째 가설에서는 매우 작은 크기의 유전자 단편이 강력한 단백질 껍질에 의해 둘러싸여 있는 구조라고 주장하기도 했다. 사실 그의 이러한 설명은 많은 과학자들을 설득하지 못했다. 사실 프루지너의 주장을 따른다면 유전자가 존재하더라도, 그렇지 않더라도 프리온이었다. 프리온은 실체도 없는, 프루지너 자신이 구성한 기준에 입각해 만들어진 개념이기도 했다.

하지만 프루지너의 연구팀은 몇 가지 연구 성과를 얻게 된다. 우선 병원체를 분리하는 시도 가운데서 단백질 분해 효소에 의해서도 분해되지 않는 강력한 단백질 단편을 발견하게 된다(Bolton, McKinley &

Prusiner 1982). 분해되지 않는 강력한 단백질 단편을 실험쥐에 주입했을 때 이 실험쥐는 스크래피와 비슷한 증상을 보이며 죽었다. 당시 프루지너의 연구팀은 이 단백질 단편이 바로 프리온 단백질이라고 확신했으며 "프리온 단백질(Prion protein)"이라고 명명했다. 이 단백질을 이용해서 연구자들은 이 병원체의 유전 정보를 추적할 수 있는 실험을 수행하게 된다. 이 연구를 통해 프루지너 연구팀은 놀라운 사실을 발견하게 된다. 질병을 일으키는 병원체는 신체의 외부에 존재하는 외부 병원체가 아니라 신체에 존재하는 유전자라는 사실이었다(Oesch et al 1985). 뒤에 밝혀진 바에 의하면 인간은 모두 수면을 조절하는 역할을 하는 프리온 유전자를 갖고 있다. 하지만 이것은 프루지너의 연구팀이 예상했던 것과는 완전히 다른 결과였다. 병원체는 분명 외부에 존재하는 바이러스와 같은 형태를 갖고 있어야 한다. 그러나 이들의 실험 결과는 내부의 유전자로서 존재하고 있었다. 그렇다면 이 질병의 정체는 무엇인가? 어떻게 이 질병의 발생 과정을 설명할 수 있을까? 이 연구 결과는 이미 프루지너의 프리온 이론에서 벗어나 있었다. 프루지너의 프리온 이론에 의하면 병원체는 반드시 외부에 존재하는 어떤 병원체였지 내부의 유전자가 생산하는 단백질이 아니었다. 그럼에도 불구하고 프루지너는 자체적인 프리온 기준을 다시 변경하면서 새로운 형태의 '프리온 이론'을 만들게 된다.

프루지너는 정상적인 유전자가 만들어낸 프리온 단백질과 질병을 일으키는 프리온 단백질은 모두 하나의 프리온 유전자에 의해서 만들어진 결과물이라는 사실을 발견하게 된다. 동일한 정상적 유전자가 정상적인 단백질과 비정상적인 단백질을 만들어낸다면 문제는 유전자에 있는 것이 아니라 이 단백질에 있을 수 있다. 이 개념에 근거해

PrP^C
is a normal protein

PrP^{Sc}
the disease-causing form of the
prion protein

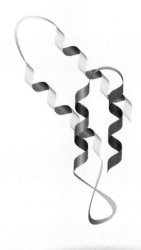
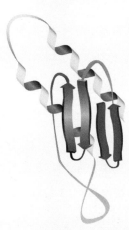

그림5 스탠리 프루지너가 주장한 프리온 단백질 모식도. 왼쪽은 건강한 뇌에서 발견되는 정상적인 단백질 PrPC, 오른쪽은 같은 유전자에서 나왔지만 병에 걸린 뇌에서 발견되는 비정상적인 단백질 PrPSc이다.(출처: © Designua | Dreamstime.com — Normal Protein And Prion Diseases, Vector Scheme Photo)

서 프루지너는 매우 흥미로운 주장을 하게 된다. 프루지너에 의하면 동일한 프리온 유전자는 극히 정상적인 과정을 통해 정상적인 기능을 하는 단백질을 만들어낸다. 하지만 정상적인 단백질은 비정상적인 단백질과의 접촉을 통해서 비정상적인 형태로 바뀌게 된다. 이러한 과정은 지금까지 많은 연구자들이 의심했던 것처럼 병원체의 유전 정보와는 상관없는, 단백질이 만들어지는 과정에서 일어나는 문제이다. 1991년이 지나면서 프루지너의 연구팀은 프리온 병원체의 유전자 구조를 조사하는 연구보다는 이미 만들어진 단백질의 구조에 대한 연구에 집중하게 된다(Prusiner 1991). 당시 분자생물학을 포함한 생명과학 분야에서 단백질이 만들어진 후 그 형태의 변화를 연구하는 분야는 매우 새롭게 부상하는 연구 분야였다. 프루지너 연구팀의 새로운 설명 방식은 초기 프루지너가 주장한 '단백질 유일 가설'과는 상당히 다른 형태의 이론이었다. 그럼에도 불구하고 프루지너는 질병을 일으키는 병원체의 속성을 '프리온'이라 명명하면서 지속적으로 프리온이라는 자기준거적 명칭을 유지하려고 했다.

1982년 이후 프루지너가 제시한 소위 '프리온 이론'은 크게 세 가지 전혀 다른 속성을 가진 설명 이론을 포함하고 있었다. 가장 초기에 그가 제시한 설명은 유전 정보를 가진 입자를 강력하게 둘러싸고 있던 단백질로서의 프리온이었다(Prusiner 1982). 하지만 첫 번째 설명 방식은 빠르게 포기되었으며 많은 주변의 연구자들은 그의 프리온 이론을 다음과 같이 이해했다.: 유전 정보를 담고 있는 DNA가 없는 상태의 단백질 덩어리로서 자체적인 감염력을 가지고 질병을 일으킬 수 있는 병원체이다(Prusiner 2008). 그러나 이러한 외부 병원체로서의 프리온 단백질이라는 접근법은 프리온 유전자의 발견으로 사실상 폐기될 수밖에 없었다. 그 대안적인 설명 방식이 바로 세 번째 설명 방식인 단백질의 구조 변화에 따른 비정상적인 프리온 단백질의 형성 이론이다. 첫 번째 설명 방식으로부터 세 번째 설명 방식까지 프루지너의 주장은 일관되지도 않았고 단일한 의미로 '프리온'이라는 개념을 사용하지도 않았다. 그러나 프루지너는 완고할 만큼 일관되게 '프리온'이라는 개념을 포기하지 않았으며 프리온이라는 개념을 설명하기 위해서 자체적인 설명 기준을 구축해왔다. 무엇이 가장 적절한 형태의 프리온인지를 판단할 수 있는 어떤 외부의 판단 준거와 기준은 존재하지 않았다. 대신 프루지너가 사용한 방식은 그 준거를 내적으로 구성하는 방식을 선택했다. 이렇게 특이한 접근 방식으로 인해 많은 프리온 이론의 비판자들은 "프리온 이론을 반박하는 결정적인 증거가 제시되더라도 그는 그것을 프리온이라 부를 것이다."라고 비꼬기도 했다(Kim 2006).

❹ | 프리온의 자기준거성

프리온 이론의 자기설명적인 요소에도 불구하고 많은 연구자들은 서서히 "프리온"이라는 개념을 일상적으로 사용하기 시작했다. 특히 프리온 질환을 직접적으로 다루는 연구자들이 아닌 그 주변의 전문가들, 즉 분자생물학자, 생화학자, 의사, 생물학자 들은 가장 최첨단의 연구 영역에서 다양한 실험 방법(예를 들어 이식 유전자 실험이나 유전자 적중 실험과 같은 1990년대 초로서는 가장 최첨단의 실험 방법)을 사용하는 프루지너 연구팀의 접근법을 받아들이게 되었으며 스크래피나 감염성해면상뇌증(TSEs: transmissible spongiform encephalopathies) 연구 분야로 알려진 중추신경퇴행성질환에 대한 연구를 프리온 질환이라고 부르기 시작했다. 학계에서 한때는 이단아로 몰려 비판받았던 프루지너의 프리온 이론은 15년의 논쟁을 겪으면서 주류 이론으로 받아들여지기 시작했으며 기존에 사용되었던 개념들을 대체하는 개념이 되었다. 이 논쟁의 궁극적인 결과는 1997년 프루지너에 대한 노벨의학상 수상선정위원회의 선정으로 이어지게 된다(Karolinska Institute 1997). 노벨의학상

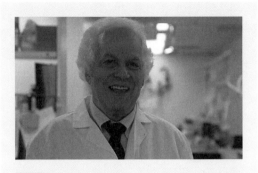

그림6 프리온 이론으로 노벨 의학상 수상이 결정된 후 과학계의 불신에 관해 인터뷰하는 스탠리 프루지너.(출처: Stanley Prusiner: 'A Nobel prize doesn't wipe the scepticism away'. The Guardian. 25 May 2014)

수상선정위원회의 선정 이유는 매우 명확했다. 프루지너는 중추신경퇴행성질환인 스크래피와 CJD 그리고 광우병을 일으키는 병원체인 '프리온'을 발견한 공로로 노벨의학상을 수상하게 되었다고 선정위원회는 발표했다. 하지만 위에서 본 것처럼 프루지너는 단순히 프리온이라는 병원체를 발견한 것은 아니다. 프리온은 발견을 기다리면서 자연계에 존재했던 병원체가 아니었다. 만일 프리온이라고 불리는 병원체가 그 자체의 고유한 속성을 가지고 존재하고 있었다면 우리는 그것을 '발견'이라고 부를 수 있을 것이다. 하지만 프리온이라는 병원체의 속성은 적어도 세 차례에 걸쳐 급진적인 변화를 겪었다. 1982년『사이언스』지에 발표한 프루지너의 프리온 병원체와 1991년 발표한 프리온 병원체는 동일한 것이 아니었다. 오히려 상당 부분 급진적인 변형이 일어났으며 그 변형은 발견이기보다는 일련의 '구성' 과정이었다. 무엇이 적절한 프리온 병원체인지 여부를 결정할 수 있는 기준은 애당초 외부 또는 자연계에 존재하지 않았다. 프루지너가 프리온 이론을 구성하고 설득하고 검증하는 방식은 외부의 기준에 의존한다기보다는 내적인 자기준거성에 근거한 방식이었다.

만일 프리온 이론이 '발견'의 논리에 의거해 이루어진 성과물이라고 한다면 프리온 병원체가 실제로 어떻게 작동하고 질병을 일으키는가에 대한 정확한 정보가 검증되고 축적되어 있을 것이다. 1997년 프루지너의 노벨상 수상과 1990년대 영국과 유럽을 휩쓸었던 광우병의 확산과 인간 광우병인 변종크로이츠펠트–야코프병의 확산으로 130여 명의 사망자가 나오면서 프리온 이론은 급속히 토마스 쿤이 이야기하는 "정상 과학"이 되었으며 "교과서 사례"가 되었다. 그럼에도 불구하고 프리온 이론은 아직도 결정적인 문제라고 여겨지는 현상에 대한 설명을 하지 못하고 있다. 대표적인 문제가 바로 '감염력'의 문제이다. 1980년대 중반 프리온 질병을 일으키는 소위 프리온 단백질을 발견한 이후에 많은 생명과학자들은 화학적으로 이 감염성 단백질을 인공적으로 만들어낼 수 있다고 믿었으며 화학적 재구성에 성공하기도 했다(Chesebro et al 1985). 또한 이식 유전자 실험을 통해서 인간의 프리온 유전자를 갖고 있는 실험쥐에 병원체를 주입하여 CJD가 발생하는지 여부를 조사하기 위한 실험을 수행하기도 했다(Westaway et al 1992). 하지만 이 모든 시도는 성공하지 못했다. 이들 실험은 프리온 질환을 일으키는 병원체로 생각되는 병원체에 감염력을 찾아낼 수 없다는 결론에 이르게 되었으며 프리온 이론의 풀지 못한 숙제로 여기져왔다 (Chesebro et al 1985; Manuelidis et al 1985). 물론 최근까지 이 감염력 부재의 문제를 설명하기 위한 다양한 대안적 설명이 프리온 연구자들에 의해서 제기되고 있지만 완전히 이 문제를 해결한 것은 아니었다. 또한 가지 문제는 소위 "계통 다양성"라 불리는 병원체가 보이는 일정한 잠복기와 뇌병변의 다양한 패턴을 설명하지 못했다는 것이다. 프리온 단백질은 그 단백질의 형태와 속성상 두 가지 이상의 변이를 보여주지 못했다. 하지만 프리온 이론을 비판하는 연구자들은 이미 1960년대부터 적어도 24가지 이상의 계통 다양성을 발견함으로써 이 병원체가 단순한 단백질로 이루어진 감염병을 일으키는 병원체가 아님을 의미하고 있다(Kimberlin et al 1989). 즉, 프리온 질환을 일으키는 병원체는 아직도 상당 부분 학계에서 합의되어 완전히 받아들여진 개념이 아니다.

다시 이 논의를 시작할 때 논의했던 현생 인류의 아시아 이주 시기에 대한 논란으로 돌아가보자. 대부분의 고고학자들과 논쟁에 관련된 과학자들은 현생 인류의 아시아 이주 시기를 결정할 수 있는 소위 "결정적인 증거"가 제벨 파야 석기라는 데 동의하고 있다. 하지만 위에서 본 것처럼 제벨 파야 석기는 그 자체로 언제 누가 이 석기를 사용했는가에 대한 정보를 제공해주는 것은 아니다. 그보다 이 석기를 둘러싼 모든 질문에 대한 대답은 우리가 구성해놓은 자체적인 기준과 준거에 기반해 찾아낼 수 있다. 즉, 우리가 갖고 있는 개념의 사용 방식과 사고의 틀, 문제를 푸는 방식과 같은 패러다임에 입각해 문제를 해결할 수 있는 것이다. 프리온 이론도 제벨 파야 석기와 크게 다를 것이 없다. 위에서 본 것처럼 프리온 질환에 대한 분류와 개념화는 우리의 인식 능력 외부에 존재하는 준거에 의존하지 않는다. 차라리 사회적인 상호 작용을 통해서 자체적으로 구성되는 "자기준거적 과정(self-referential process)"이다.

참고문헌

- 김기흥. 2009. 『광우병 논쟁』. 서울: 해나무.
- 토마스 쿤. 2013. 『과학혁명의 구조』. 서울: 까치글방.
- 하대청. 2011. 「광우병 위험의 사회적 구성 – 사회기술적 구성물로서 SRM과 과학 실행 스타일 속 MM형」 『환경사회학연구 ECO』 15 (2): 225–269.
- _____. 2012. 「위험의 지구화, 지구화의 위험 – 한국의 광우병 논쟁 연구」. 서울대학교 대학원 과학사 및 과학철학 협동과정 박사학위논문

- Appenzeller, T. 2012. "Human migrations: Eastern odyssey". *Nature* no. 485 (7396):24–6.
- Bolton, D. C., M. P. McKinley, and S. B. Prusiner. 1982. "Identification of a protein that purifies with the scrapie prion". *Science* no. 218 (4579):1309–11.
- Chesebro, B., R. Race, K. Wehrly, J. Nishio, M. Bloom, D. Lechner, S. Bergstrom, K. Robbins, L. Mayer, J. M. Keith, and et al. 1985. "Identification of scrapie prion protein–specific mRNA in scrapie–infected and uninfected brain". *Nature* no. 315 (6017):331–3.
- Dickinson, A. G., and J. M. Mackay. 1964. "Genetical Control of the Incubation Period in Mice of the Neurological Disease, Scrapie". *Heredity (Edinb)* no. 19:279–88.
- Dickinson, A. G., and V. M. Meikle. 1969. "A comparison of some biological characteristics of the mouse–passaged scrapie agents, 22A and ME7". *Genet Res* no. 13 (2):213–25.
- Gajdusek, D. C. 1977. "Unconventional viruses and the origin and disappearance of kuru". *Science* no. 197 (4307):943–60.
- Gibbs, C. J., Jr., D. C. Gajdusek, D. M. Asher, M. P. Alpers, E. Beck, P. M. Daniel, and W. B. Matthews. 1968. "Creutzfeldt–Jakob disease (spongiform encephalopathy): transmission to the chimpanzee". *Science* no. 161 (3839):388–9.
- Karolinska Institute. 1997. "The Nobel Assembly at the Karolinska

Institute has today decided to award the Nobel Prize in physiology or Medicine for 1997 to Stanley B. Prusiner". *Press Release*. 6 October 1997.

- Kim, Kiheung. 2006. *Social Construction of Disease*. London: Routledge
- Kimberlin, R. H., C. A. Walker, and H. Fraser. 1989. "The genomic identity of different strains of mouse scrapie is expressed in hamsters and preserved on reisolation in mice". *J Gen Virol* no. 70 (Pt 8):2017–25..
- Manuelidis, L., S. Valley, and E. E. Manuelidis. 1985. "Specific proteins associated with Creutzfeldt–Jakob disease and scrapie share antigenic and carbohydrate determinants". *Proc Natl Acad Sci U S A* no. 82 (12):4263–7.
- Oesch, B., D. Westaway, M. Walchli, M. P. McKinley, S. B. Kent, R. Aebersold, R. A. Barry, P. Tempst, D. B. Teplow, L. E. Hood, and et al. 1985. "A cellular gene encodes scrapie PrP 27–30 protein". *Cell* no. 40 (4):735–46.
- Oppenheimer, Clive. 2011. *Eruptions that shook the world.* Cambridge, UK ; New York: Cambridge University Press.
- Prusiner, S. B. 1982. "Novel proteinaceous infectious particles cause scrapie". *Science* no. 216 (4542):136-44.
- _____. 1991. "Molecular biology of prion diseases". *Science* no. 252 (5012):1515-22.
- Prusiner, S.B. 2008. "Prion - a new principle of disease" *The Nobel Conversation: Discovering the unexpected.* London: Imperial College London.
- Rose, J. I., V. I. Usik, A. E. Marks, Y. H. Hilbert, C. S. Galletti, A. Parton, J. M. Geiling, V. Cerny, M. W. Morley, and R. G. Roberts. 2011. "The Nubian Complex of Dhofar, Oman: an African middle stone age industry in Southern Arabia". *PLoS One* no. 6 (11):e28239.
- Vyner, R. 1755. "Report from the Select Committee on the petition of several breeders and feeders of sheep in the county of Lincoln" *Report of the Select Committee*, First Series XI: 379
- Wells, G. A., A. C. Scott, C. T. Johnson, R. F. Gunning, R. D. Hancock,

M. Jeffrey, M. Dawson, and R. Bradley. 1987. "A novel progressive spongiform encephalopathy in cattle". *Vet Rec* no. 121 (18):419-20.

· Westaway, D. et al. 1992. "Transgenic approaches to experimental and natural prion diseases" in S.B. Prusiner, J. Collinge, J. Powell & B. Anderson (eds) *Prion Diseases of Humans and Animals* Chichester: Ellis Horwood. pp. 473-482.

역사 속의 질병, 사회 속의 질병

초판 1쇄 발행 2015년 12월 30일
초판 2쇄 발행 2020년 3월 10일

지은이 조승열, 박흥식, 최규진, 최은경, 이병관, 김기흥
발행인 도영
편집 김미숙
디자인 씨오디
발행처 솔빛길　**등록** 2012-000052
주소 서울시 마포구 동교로 142, 5층 (서교동)
전화 02) 909-5517
Fax 0505) 300-9348
이메일 anemone70@hanmail.net

©2015, 서울대학교병원 의학역사문화원

ISBN 978-89-98120-26-9　93510

* 이 책은 저작권법에 따라 보호받는 저작물이므로 무단전재와 무단복제를 금지하며,
* 이 책 내용의 전부 또는 일부를 이용하려면 반드시 저작권자와 솔빛길의 서면 동의를 받아야 합니다.
* 이 도서의 국립중앙도서관 출판예정도서목록(CIP)은 서지정보유통지원시스템 홈페이지
 (http://seoji.nl.go.kr)와 국가자료공동목록시스템(http://www.nl.go.kr/kolisnet)에서
 이용하실 수 있습니다.(CIP제어번호: CIP2015035443)

* 책값은 뒤표지에 있습니다.